Rudolf Kring

Gesund und fit
durch natürliche Ernährung

Getreide

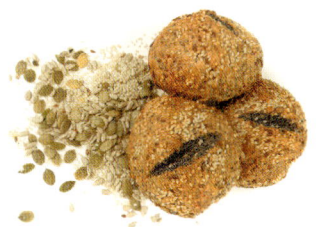

Edition Gesund & fit
herausgegeben von Dr. Luis Zagler

Edition „Gesund & fit":

Bd. 1: ... Grundsätzliches (Bestell-Nr. 07.161)
Bd. 2: ... Getreide (Bestell-Nr. 07.162)
Bd. 3: ... Obst (Bestell-Nr. 07.163)
Bd. 4: ... Gemüse (Bestell-Nr. 07.164)
Bd. 5: ... Fleisch (Bestell-Nr. 07.165)
Bd. 6: ... Milch (Bestell-Nr. 07.166)
Bd. 7: ... Honig (Bestell-Nr. 07.167)
Bd. 8: ... Leben ist mehr (Bestell-Nr. 07.168)

Bildnachweis:
Umschlag: Luis Zagler
Innenbilder: Istockphoto

Kring, Rudolf:
Gesund und fit durch natürliche Ernährung - Getreide
3. Auflage

ERF Verlag Südtirol: ISBN 978-88-88259-03-1
Johannis-Verlag: ISBN 978-3-501-07162-5

Best.-Nr. 07.162 : Edition Gesund und fit ; Bd. 2

Edition Gesund und fit
© 2010 by ERF Verlag Südtirol, Meran
info@erf-verlag.com · www.erf-verlag.com

Umschlaggestaltung: ERF Studio Südtirol
Lektorat: Viola Oberrauch
Fachberatung: Dr. Friedhelm Kring
Bildbearbeitung: Nicole Heinz

Gesamtherstellung:
ERF Verlag Südtirol

Druck:
Union-Druckerei, Meran
Printed in Italy 2010

Inhalt

Einleitung	5
Getreide – ein Segen der Schöpfung	11
Getreide – ein vollwertiges Korn	16
Getreide – vom Menschen entwertet	22
Das weiße Mehl – noch heute begehrt	26
Weißes Mehl – seine krank machenden Folgen	28
Ballaststoffe – kein unnötiger Ballast	30
Ballaststoffe – ihre Wirkungen im menschlichen Organismus	36
Spelzenverpackung	35
Vollkorn schmeckt besser	40
Vollkorn sättigt besser	42
Vollkorn ist natürlich	43
Der wichtige Unterschied	44
Dinkel	47
Grünkern	49
Buchweizen	50
Auf Vollkorn umstellen – aber wie?	51
Womit soll ich beginnen?	52
Frischkornbrei	54
Das selbst gebackene Brot	55
Die eigene Getreidemühle	58
Mutterkorn und Getreideschädlinge	60
Nicht mehr die Ersten	64

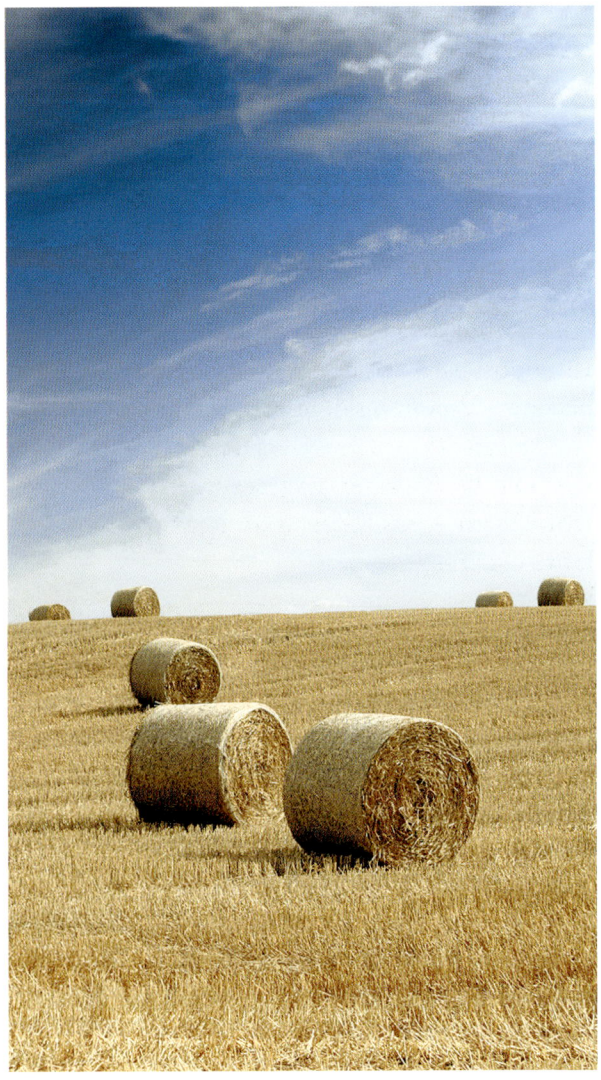

Seit jeher gehört das Getreide zur Nahrungsgrundlage des Menschen. Mehr als 50 % der Weltbevölkerung lebt heute noch vorwiegend von Reis. In Südostasien ist Reis schon seit 5.000 Jahren bekannt. Von den Sumerern weiß man, dass sie bereits um 500 v. Chr. Gerste regelmäßig anbauten. Die Wildformen unseres heutigen Weizens wurden im eurasischen Raum schon vor 8.000 Jahren geerntet.

Weizen, Roggen, Gerste, Hafer, Reis, Mais und Hirse; diese Getreidesorten bilden heute die Hauptnahrungsquelle der Weltbevölkerung. Egal auf welchem Kontinent und zu welcher Jahreszeit, Getreide wird tagtäglich überall auf der Welt gegessen. Mit einem gegenwärtigen Verbrauch von jährlich 1,9 Milliarden Tonnen ist Getreide auch die Hauptenergiequelle für den Menschen.

Auf rund 60 % der Weltackerfläche wird Getreide angebaut, davon entfallen auf Weizen, Reis und Mais je 30 %. Es folgen Gerste, Hafer, Roggen sowie getreideähnliche Pflanzen wie Hirse, zu der wiederum verschiedene weitere Sorten gehören, die sogar auf sehr trockenem Boden noch gute Erträge bringen.

Alle diese Getreidearten haben sich – unter dem Einfluss des Menschen – aus Wildpflanzen bzw. Wildgräsern entwickelt. Der Mensch suchte sich aus der Vielzahl von Pflanzen die heraus, die ihm geeignet erschienen, pflanzte und pflegte sie, und traf so bereits früh eine Auswahl. Dieses Vorgehen kann als Anfang der Pflanzenzucht angesehen werden. Eine der frühen Methoden war das „Worfeln". Durch das „Worfeln" gegen den Wind wurden die schweren und größten Samenkörner von den kleineren und eher kümmerlichen getrennt, um sie als Saatgut wieder auszusäen. Im Samen gibt jede Pflanze ihre Eigenschaften und Fähigkeiten an ihre Nachkommen weiter. Große Samen weisen einen „genetischen Vorteil" auf. Diesen „genetischen Vorteil" nutzten die Menschen schon 4.000 Jahre v. Chr., wie Darstellungen in ägyptischen Pyramiden belegen. Das Verfahren der Auslese ist schon seit Jahrtausenden bekannt, obschon der Begriff Züchtung erst viel später verwendet wird.

Heute arbeitet die moderne Pflanzenzucht damit ganz gezielt. Die ständige Auslese führte zu den vielen verschiedenen ertragreichen Sorten, die wir heute kennen. Diese Vererbung von Merkmalen ist eine äußerst segensreiche Einrichtung im Plan des Schöpfers. Sie ist praktisch in jedem Samenkorn angelegt. Im Grunde ist durch diese Fähigkeit zur Vererbung von Merkmalen die Grundlage geschaffen, durch die der Mensch die Züchtung und Weiterentwicklung der Sorten überhaupt erst nutzen kann. Auf diese Weise hat der Schöpfer Vorsorge getroffen für den steigenden Nahrungsbedarf einer wachsenden Weltbevölkerung. Dass die Getreideerträge in den letzten 100 Jahren auf das Sechsfache ansteigen und die Erträge der Grundnahrungsmittel parallel zur Zunahme der Weltbevölkerung in einem unvorstellbaren Maße zunehmen konnten, ist maßgeblich auf die Erfolge der Pflanzenzüchtung zurückzuführen.

Trotz der bereits heute beeindruckenden Zahlen und Mengen von Getreide auf den Weltmärkten müsste die Getreideerzeugung bis zum Jahr 2025 noch einmal fast verdoppelt werden, um der Nachfrage der stetig wachsenden Weltbevölkerung gerecht zu werden. Schon heute arbeiten Wissenschaftler und Agrarexperten aus aller Welt fieberhaft daran, die Ertragssteigerungsrate, die zur Zeit bei 1,5 bis 2 % jährlich liegt, so weit zu steigern, dass dieses Ziel erreicht werden kann. Inwieweit das ökologisch sinnvoll ist und wann die Grenze dieser Ertragssteigerung erreicht sein wird, das wird sich zeigen.

Ein hoher Prozentsatz der benötigten Getreidemenge allerdings könnte eingespart werden, wenn wir die Gewohnheiten unserer westlichen Zivilisation ändern würden und statt so viel Fleisch mehr Getreide essen würden. Vielleicht fragen Sie sich jetzt, was der Fleischverzehr mit dem Getreide zu tun hat? Sehr viel. Denn für die Erzeugung von nur 1 kg Fleisch benötigen wir, je nach Tierart, durchschnittlich 6 - 8 kg Getreide. Stellen sie sich die Menge von 8 kg Getreide neben 1 kg Fleisch vor. Wovon lebt ein Mensch länger?

60 % der jährlichen Getreideernte in Deutschland (weltweit sind es 40 %) wird allein zur Fütterung von Vieh verwendet. Zusammen mit einer großen Menge an Futtermittel, die aus dem Ausland zugekauft werden, wandert so das meiste Getreide in die Viehtröge. Wir dagegen essen die so genannten Veredelungsprodukte wie Fleisch, Wurst, Schinken, Geflügel und Eier. Diese falschen Essgewohnheiten sind die Ursache für viele unserer heutigen Zivilisationskrankheiten, denn all die Veredelungsprodukte, die wir essen, beinhalten im Durchschnitt viel zu viel tierisches Eiweiß und Fett und stellen deshalb für uns Menschen ein großes Gesundheitsrisiko dar.

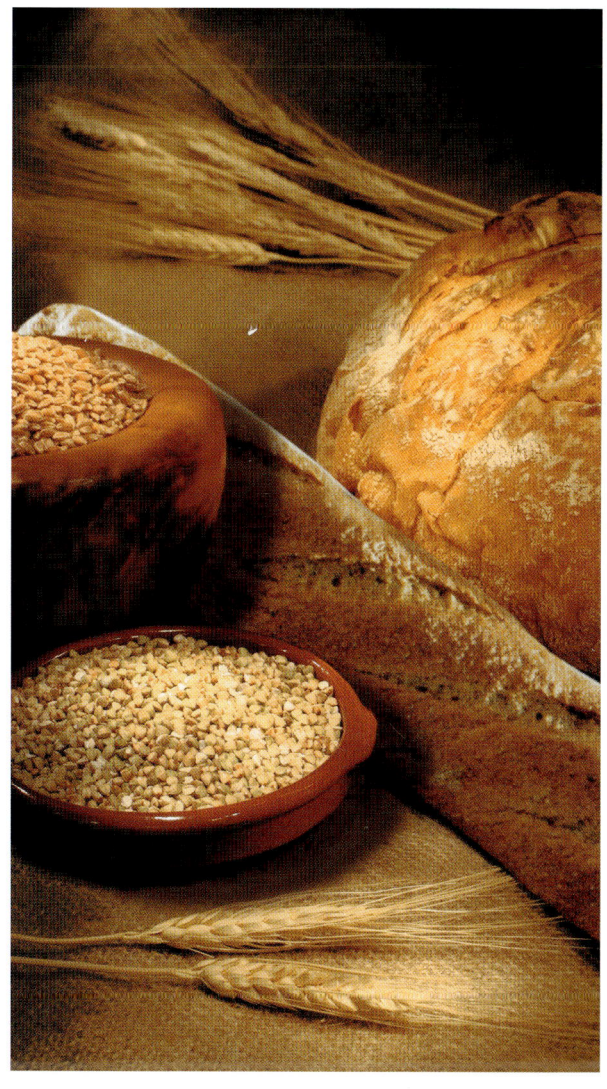

Das führt zu der berechtigten Anklage aus der so genannten Dritten Welt. „Das Vieh der Reichen frisst das Brot der Armen", lautet einer dieser Vorwürfe. Tatsächlich ist Armut in der Dritten Welt bis heute die tödlichste aller „Krankheiten". Durch sie haben wir die meisten Opfer zu beklagen. Während wir im Überfluss leben, sterben jährlich allein 5,6 Millionen Kinder an Unterernährung. Ist unser Umgang mit dem Getreide da nicht auch eine Anfrage an unsere Vernunft und unser Verantwortungsgefühl?

Ernährungswissenschaftler und Ärzte empfehlen seit Jahren, mehr Getreideprodukte zu essen. Stattdessen geht der Getreideverbrauch in unserer Wohlstandsgesellschaft immer weiter zurück zugunsten von tierischen Produkten. Bis Ende des 18. Jahrhunderts war Getreide die Hauptnahrung der Deutschen. Damals lag der Verbrauch bei 300 kg pro Kopf und Jahr. Heute ist der Pro-Kopf-Verbrauch auf 70 kg gesunken, wobei hinzu kommt, dass der Großteil davon aus weißem Auszugsmehl besteht. Wir werden noch darauf zu sprechen kommen, welche Auswirkungen dieses weiße Auszugsmehl für unsere Gesundheit hat.

Einst wurden sogar Steuern und Tribute in Getreide-Währung entrichtet. Getreide diente sogar als Maßeinheit. Wer kennt nicht die Bilder von Getreideähren auf Münzen und Geldscheinen. Die Getreideähre galt als Symbol des Wohlstands. – Und heute? Der Weltgetreidepreis spielt an den internationalen Märkten zwar immer noch eine große Rolle, v. a. für die Entwicklung der Landwirtschaft; aber für den modernen Menschen hat das Getreide – das „tägliche Brot" – angesichts der Fülle von Lebensmitteln in den Supermärkten seine exklusive Bedeutung verloren.

Dennoch gilt Deutschland noch immer als das „Brotland". Sie können hier – je nach Schätzung – zwischen 300 und 2.000 Brotsorten täglich in den Regalen finden, dazu Hunderte marktüblicher Getreideprodukte, etwa 70 % davon aus Weizen.

Getreide – ein Segen der Schöpfung

Im 1. Buch Mose, Kap. 1, Verse 26 - 28 und Kap. 2, Vers 7 lesen wir, wie Gott als Schöpfer aus dem Erdboden den Menschen schuf. Danach brachte er ihn in das Paradies und segnete ihn. Wir können dieses „Segnen", dieses „Wohlwollen Gottes" als die erste Tat Gottes am Menschen ansehen. Es ist der bekannte Segen: „Seid fruchtbar und mehret euch!" Aber wissen wir auch, was Gott der Menschheit gleich anschließend an diesen Segen als grundlegendsten göttlichen Ernährungshinweis gab? Da heißt es nämlich: „Siehe, ich habe euch alles samentragende Kraut gegeben, das auf der Fläche der ganzen Erde ist, und jeden Baum, an dem samentragende Baumfrucht ist. Es soll euch zur Nahrung dienen."

Wenn da in alten Übersetzungen von „samentragendem Kraut und Gräsern" die Rede ist, mag das für uns heute ungewohnt klingen. Dennoch könnte die Bezeichnung nicht treffender sein, denn tatsächlich bilden die samentragenden Pflanzen bis heute die Grundlage der menschlichen Ernährung. Als „samentragende Gräser" kann man Getreidearten wie Weizen, Reis, Mais, Gerste Hirse, Hafer, Roggen und Dinkel bezeichnen. „Samentragendes Kraut" hingegen sind Bohnen, Erbsen, Linsen, Buchweizen, Nüsse, Sesam, Leinsamen, Sonnenblumen und viele andere Samenkörner. Der Segen Gottes ist also weltweit bis in unsere heutige Zeit hinein wirksam und sichtbar.

Wir können uns fragen, warum in der Heiligen Schrift nicht direkt vom Getreide die Rede ist, sondern von „samentragenden Pflanzen". Das aber ist wie in vielen anderen Bereichen dieses großartigen Quellenbuches ganz einfach darauf zurückzuführen, dass hier die griffigste Formel gebraucht ist. Dadurch, dass wir nicht von einzelnen Pflanzenarten, sondern von samentragenden

Pflanzen im Allgemeinen lesen, erhält die Aussage eine über die Jahrtausende hinweg bleibende, universelle Verständlichkeit und Gültigkeit.

Auch wenn wir in der heutigen gefallenen Schöpfung eine Reihe von samentragenden Pflanzen kennen, die ungenießbar sind, ja einige sogar giftig, so ist mit dem Begriff „samentragend" doch exakt das ausgedrückt, worum es geht. Auf den Samen kommt es nämlich an. Im Samen sichert der Schöpfer der Pflanze ihre Vermehrung, ihr Überleben. Deshalb liegt im Samen immer das Beste. Das alles geschieht nach einem ganz einfachen aber wirkungsvollen Prinzip, wie wir es tausendfach in der Natur beobachten können. Die alte Pflanze hat ihre Aufgabe erfüllt, stirbt ab und dient anderen Lebewesen als Nahrung. Im Samen der Pflanze aber ist das Überleben der nächsten Generation gesichert.

In einem scheinbar leblosen Samenkorn liegt bei näherem Betrachten das ganze Potential für die Entfaltung des pflanzlichen Lebens. Die in den Zellen des Keimlings enthaltene Erbsubstanz liefert die Information, den Bauplan für die gesamte Entwicklung der Pflanze. Das den Keimling umgebende Nährgewebe dient als Energiereserve für frühe Keimstadien, bis die wachsende Pflanze sich selbstständig ernähren kann. Der Same kann zu

Recht als „Träger des Lebens" bezeichnet werden. In ihm sind die besten und wertvollsten Stoffe für die Entwicklung der Keimpflanze angelegt. Diese Stoffe – Eiweiße, Fette, Kohlenhydrate und viele Vitalstoffe – sind auch für die menschliche Ernährung von besonderem Wert.

Wenn uns der Schöpfer in seinem Wort also empfiehlt, diese Samen zu essen, zeigt er, wie sehr er uns liebt und nur das Beste für uns möchte. Auch in Bezug auf unsere Nahrung möchte er nur das Beste für uns, denn schließlich geht es nicht nur um die Energie für unser Leben, sondern auch und vor allem um unsere Gesundheit. Die Frage ist, was wir daraus machen und mit welchen Folgen wir zu rechnen haben, wenn wir uns nicht nach diesen Empfehlungen richten.

Unsere Ernährungsgewohnheiten lernen wir in der Regel von den Eltern und der Gesellschaft, in der wir leben. Leider lernen wir dabei nicht nur das Gute, sondern übernehmen oft auch all die typischen Fehler gesellschaftlicher Traditionen, die uns später zum Verhängnis werden. Trotz besseren Wissens und nicht selten beeinflusst von der Werbung essen wir oft ein Leben lang das, was der Markt uns gerade günstig anbietet, nicht aber, was unserer Gesundheit dient. Wer hingegen Gottes Wort ernst nimmt und neue Maßstäbe für sein

Leben darin gefunden hat, der kann sich auch in Fragen der Ernährung danach richten und davon sehr viel profitieren.

Im Samen haben wir den schadstoffärmsten Teil der Pflanze, angereichert mit den allerbesten Nähr- und Mineralstoffen, die die Pflanze anzubieten hat. Zwar können Pflanzen – ebenso wie wir – nicht verhindern, dass sie auch Schadstoffe, mit denen unsere Welt heute belastet ist, aus dem Boden und über die Luft aufnehmen. Diese Schadstoffe gelangen bei den Pflanzen aber zum größten Teil in Blätter, Sprosse und Wurzeln, nicht aber in die Samen, die ihrem Überleben dienen. Wiederum zeigt sich darin ein Prinzip, von dem wir profitieren. Die Blätter, in denen ein Großteil der Schadstoffe lagert, wirft die Pflanze im Herbst ab, und damit ist sie diesen Teil der Schadstoffe wieder los.

Ganz ähnlich ist es mit dem Zuviel an Nitrat, einem der gefährlichsten Stoffe für unsere Gesundheit. Um 1 kg Grünmasse zu erzeugen, müssen Pflanzen 500 Liter Wasser aufnehmen. Durch diese Aufnahme von Wasser kann es bei der heutigen Nitratbelastung unserer Umwelt passieren, dass sie damit zwangsläufig zu viel Nitrat aufnehmen. Dieses Nitrat aber wird nicht in der Frucht oder im Samen, sondern in den Blättern eingelagert. Wiederum wird deutlich, warum gerade der Same, d. h. beim Getreide das Korn, die wichtigste Grundlage unserer Ernährung bilden sollte. Durch Gottes Anweisung werden wir vor gesundheitlichen Schäden bewahrt – wenn wir uns daran halten und Getreide zur Grundlage unserer Ernährung machen.

Getreide – ein vollwertiges Korn

Die Körner der verschiedenen Getreidearten sind in ihrem inneren Aufbau sehr ähnlich, auch wenn sie äußerlich verschieden aussehen. Man unterscheidet im Wesentlichen: den Mehlkörper, den Keimling und die Fruchtschale mit der Samenschale und der Aleuronschicht.

In den Zellen des Mehlkörpers, dem Endosperm, sind die Stärkekörner eingebettet. Sie werden von Eiweiß – dem so genannten Klebereiweiß – umgeben. Der Mehlkörper dient der keimenden Pflanze als Nährstoffvorrat, und zwar so lange, bis die Pflanze über ihre neu gebildeten Wurzeln selber Nährstoffe aus dem Boden aufnehmen kann. Der aus der befruchteten Eizelle hervorgegangene Keimling ist außergewöhnlich reich an wertvollen Fetten, Eiweiß und Vitalstoffen, d. h. Vitaminen, Mineralstoffen und Spurenelementen. In ihm sind sowohl die Blattansätze wie auch die

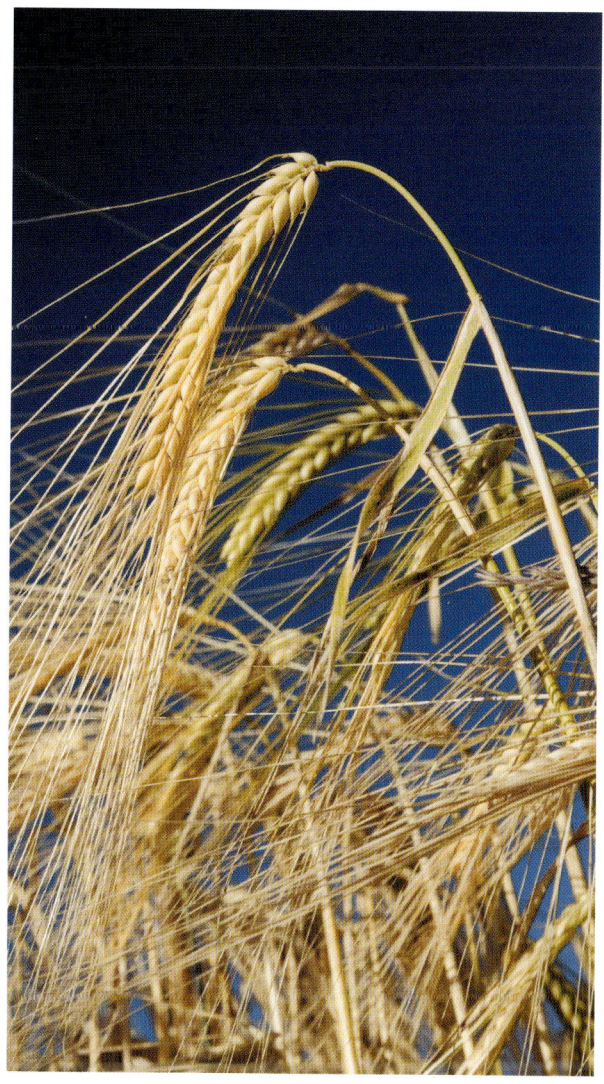

Wurzelanlagen bereits verborgen. In den äußeren Randschichten, die dem Schutz des Korns und besonders des Keimlings dienen, sind Fette, Eiweiß sowie Vitalstoffe und der größte Teil der Ballaststoffe enthalten. Auch sind hier die Farbstoffe eingebettet, die den einzelnen Getreidearten ihre charakteristische Farbe geben.

Was heißt „vollwertig"? Was versteht man unter diesem häufig verwendeten Begriff? Wenn wir beim Getreide von „Vollwert" sprechen, so meinen wir damit einfach nur die gemahlenen Getreidekörner mit all ihren Inhaltsstoffen: Kohlenhydrate, Eiweiße, Fette, Ballaststoffe, Vitamine, v. a. die der Gruppe B, Mineralstoffe und Spurenelemente wie Eisen, Magnesium, Kalzium, Kupfer, Chrom, Mangan und Selen.

Alle diese Inhaltsstoffe liefert das „vollwertige Getreide" unserem Körper.

Die lebenswichtigen Vitamine, v. a. die hochwertigen Vitamine der Gruppe B, wie auch die Spurenelemente, Ballast- und Mineralstoffe, sind vorwiegend im Keim und in den Randschichten enthalten. Wenn also Keim und Kleie vom Getreidekorn abgeschält werden, gehen diese lebenswichtigen, wertvollen Bestandteile verloren. Genau das aber geschieht bei der Gewinnung von Weißmehl.

Wenn wir im Wort Gottes von Getreide lesen, so ist damit immer das volle Korn gemeint, das so genannte Vollwertgetreide, nie das bei uns so weit verbreitete weiße Auszugsmehl. Dieses Mehl ist eine Erfindung aus dem 19. Jahrhundert, als die Menschen aufgrund der technischen Möglichkeiten begannen, eine – wie man damals glaubte – „entscheidende Verbesserung" der Ernährung zu erzielen. Heute wissen wir, es war genau das Gegenteil.

Viele unserer heutigen Zivilisations- und Mangelerkrankungen, die oft schon im Kindesalter beginnen, werden auf die Verwendung von Weißmehl zurückgeführt. Aber sehen wir uns das Vollwertgetreide einmal genauer an. Es ist für die menschliche Ernährung von allergrößter Bedeutung und wurde vom Schöpfer ganz wunderbar ausgestattet.

Zuerst einmal fällt die lange Haltbarkeit des Getreidekorns auf. Solange die äußere Schale unbeschädigt bleibt, ist jedes einzelne Getreidekorn für viele Jahre lagerfähig. Das geniale Konservierungssystem war v. a. in früheren Zeiten der Dürre und des Hungers von größter Bedeutung. Die für die Konservierung hervorragend geeignete äußere Schale besteht eigentlich aus drei übereinander liegenden Schalen, einer so genannten

Fruchtschale, der Samenschale und der Aleuronschicht. Diese äußerst haltbare Verpackung mit einer dreifachen Schicht sorgt dafür, dass dem Korn keine der lebenswichtigen Vitalstoffe verloren gehen, und dass auch dessen Keimfähigkeit über viele Jahre erhalten bleibt. Dies ist praktisch für den Gebrauch, faszinierend in der Idee und leistete in der Vergangenheit schon oft einen wichtigen Dienst für das Überleben der Menschheit.

Aufbau des Getreidekorns:

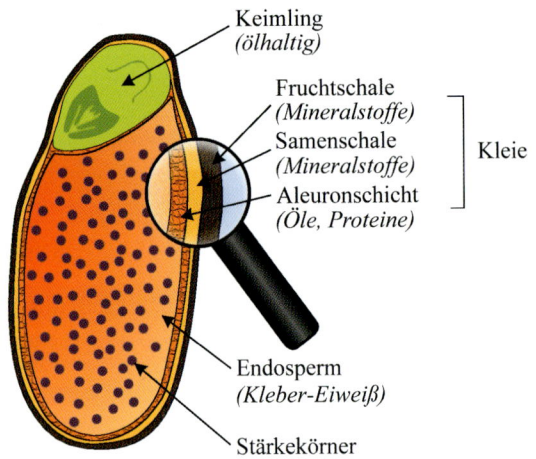

Im 1. Buch Mose, Kap. 41 wird uns von der großen Hungersnot in Ägypten berichtet, in der die Menschen nur dank der natürlichen Lagerfähigkeit

von Getreide sieben Jahre lang überleben konnten. In alten ägyptischen Gräbern wie auch in europäischen Klöstern wurde Getreide gefunden, das Hunderte, ja teilweise sogar Tausende von Jahren dort gelegen hatte und dennoch keimfähig geblieben war. So ist jedes Getreidekorn ein kleines Wunderwerk für sich.

Es bleibt ein Geheimnis, wie ein Samenkorn über Jahrzehnte unbeschadet im Erdboden überleben kann und erst dann zu keimen beginnt, wenn alle äußeren Bedingungen wie Bodenverhältnisse, Wetter, Licht, Temperatur usw. geeignet sind. Geradezu faszinierend, mit welch einer Weisheit der Schöpfer hier in allem vorgesorgt hat. Gäbe es diese Fähigkeit des Samenkorns nicht, wäre so manche Pflanze schon längst vom Erdboden verschwunden.

Getreide – vom Menschen entwertet

Doch diese wertvollen und faszinierenden Eigenschaften des Getreidekorns werden unwirksam, wenn durch das Mahlen die äußeren Schalen des Korns zerstört werden. Sowie das geschieht, setzt langsam der Zerfallsprozess ein und die Lagerfähigkeit ist stark eingeschränkt. Denn sowohl der kleine Keim, der direkt unterhalb der Samenschale eines jeden Getreidekorns liegt, wie auch die Samenschale selbst, enthalten Öle und Fette, die in Verbindung mit Sauerstoff besonders bei warmen Temperaturen leicht ranzig und bitter werden.

Auch Vitamine und andere wertvolle Stoffe werden durch Sauerstoff, Licht und Luftfeuchtigkeit abgebaut. Gemahlenes Vollwertgetreide ist also nicht mehr lange lagerfähig. Deshalb ist auch nur frisch gemahlenes Vollkornmehl wertvoll. Solange der Mensch sich mit seinem eigenen Getreide versorgte, war das kein Problem. Da wurde nur so viel gemahlen, wie täglich verbraucht wurde. Als im Zuge der Industrialisierung Ende des 19. Jahrhunderts immer mehr Menschen in die Städte zogen, begann sich das zu ändern. Die bis dahin praktizierte Selbstversorgung verlor an Bedeutung. Die Folge davon war, dass man lagerfähigeres Mehl brauchte. Immer bessere Mühlen sorgten auch für einen immer größeren Mehlvorrat.

Durch den Einsatz von leistungsfähigen „Walzenstühlen" wurde es schließlich möglich, den kleinen ölhaltigen Keim und die äußeren Schalen im Mahlvorgang abzuschälen und vom weißen Mehlkörper zu trennen. Das weiße Mehl war entstanden. Ein Mehl, das relativ lange gelagert werden konnte, weil die leicht verderblichen, ölhaltigen Teile herausgesiebt wurden. Damals wurde dies als Errungenschaft der Technik gefeiert, heute sehen wir es als einen der größten Fehler.

Damals wusste man noch nicht, dass dem Mehl durch dieses Verfahren viele Vitamine und andere lebenswichtige Inhaltsstoffe entzogen werden. Die Ernährungsfachleute hatten noch kein Verfahren, um die Inhaltsstoffe des Korns nachweisen zu können. Deshalb hatte das weiße Mehl bei ihnen durchaus einen guten Ruf. Sie waren der Meinung, dass es in der Ernährung des Menschen nur auf das richtige Verhältnis von Eiweiß, Fett und Kohlenhydraten ankomme. Die anderen Inhaltsstoffe waren größtenteils völlig unbekannt. Keim und Kleie z. B. wurden als unnötiger Ballast angesehen.

Der Mensch glaubte, es besser zu machen als sein Schöpfer, aber er hatte sich getäuscht. Das Ziel, ein Mehl mit langer Lagerfähigkeit zu erzeugen, war erreicht – doch um welchen Preis? Während das Weißmehl innerhalb kürzester Zeit zu einem handelsüblichen und gut vermarktbaren Produkt geworden war, an dem sich viel Geld verdienen ließ, bezahlten bald darauf Tausende und Abertausende von Menschen mit ihrer Gesundheit. Der Mensch wollte sich's bequemer machen und übersah dabei das Wesentlichste. Es war wie so oft in der Geschichte des Menschen. Er verfehlt das

Ziel, weil er nur über ein beschränktes Detailwissen verfügt.

Selbstverständlich können wir nicht den Handel dafür verantwortlich machen. Der ist damals wie heute am Gewinn interessiert und nicht in erster Linie an der Gesundheit des Verbrauchers. Aber es ist beängstigend, wenn wir noch immer daran festhalten und weiter Weißmehl und daraus gebackenes Brot konsumieren, obwohl wir heute genauestens über die verheerenden Auswirkungen dieser Entwicklung informiert sind.

Das wcißc Mehl – noch heute begehrt

Weiße Backwaren galten lange Zeit als Luxus, den sich zunächst nur die Reichen und Adeligen leisten konnten. Später drängte auch das einfache Volk darauf, in den Genuss des weißen Mehls zu kommen. Das schneeweiße Auszugsmehl wurde zu einem Hauptbestandteil der weltweiten Ernährung und ist es bis heute. Selbst dort, wo man noch die altbewährten Dorfmühlen hatte, wollte man an der Errungenschaft der neuen Technik teilhaben, und stellte auf Weißmehl um. Was als Antwort auf eine Gesellschaftsfrage begann, indem man den Keim und die Kleie abzuschälen begann, um wieder lagerfähiges Mehl zu bekommen, wurde bald

	Ausmahlungsgrad	Ballaststoffe in 100 g	Mineralstoffe in 100 g
Roggenmehl			
Typ 815	70 %	6,5 g	0,82 g
Typ 997	75 %	6,9 g	1,00 g
Typ 1150	80 %	7,7 g	1,15 g
Typ 1800	95 %	12,0 g	1,80 g
Roggen-Vollkornmehl	100 %	13,5 g	2,03 g
Weizenmehl			
Typ 405	40 %	3,2 g	0,41 g
Typ 550	69 %	3,5 g	0,55 g
Typ 1050	85 %	5,2 g	1,05 g
Typ 1700	90 %	9,2 g	1,70 g
Weizen-Vollkornmehl	100 %	10,0 g	1,85 g

Die Mehle werden nach ihrem Ausmahlungsgrad unterschieden. Die Typenzahl gibt Aufschluss über die noch enthaltene Menge an Mineralstoffen. Gemeinsam ist allen Auszugsmehlen, dass ihnen wertvolle Vitalstoffe entzogen wurden.

zum Statussymbol, dann zur Mode, und schließlich zur Gewohnheit.

Wir fragen uns heute, woran es liegen mag, dass dieses „weiße Gebäck" geschätzt wird, obwohl Ernährungswissenschaftler so sehr davor warnen. Ist es das Weiß, das auch in den verschiedensten Waschmittelwerbungen aufgrund seiner geradezu magischen Wirkung eingesetzt wird? Eine Assoziation der Reinheit, die schon in der Bibel mit der Farbe Weiß in Verbindung gebracht wird?

„Was Gott zusammengefügt hat, soll der Mensch nicht trennen", heißt es in der Bibel, Matthäus-Evangelium, Kap. 19, Vers 7. Jesus sagte dies in Bezug auf Ehescheidung. Im übertragenen Sinn könnte man diesen Grundsatz aber durchaus auch auf das Getreidekorn anwenden, wenn man bedenkt, dass Gott uns aus gutem Grund das Korn als Ganzes zur Nahrung gab.

Das Samenkorn ist mit der Ähre nur zeitlich begrenzt, aber nicht grundsätzlich verbunden, sonst würde es zur Zeit der Reife nicht herausfallen. Keim und Kleie aber bilden grundsätzlich mit dem Mehlkörper zusammen die natürliche Einheit des Korns und bergen so das Geheimnis des neuen Lebens in sich. In diesen Keim, der als Konzentrationspunkt des neuen Lebens gilt, hat der Schöpfer die reichste Anzahl an Vitalstoffen hineingelegt.

Wir sollten aus der Natur lernen und das, was der Schöpfer zu unserem Wohl zusammengefügt hat, nicht leichtfertig trennen. Denn sonst können daraus leicht neue, größere Probleme entstehen, auch da, wo man meint, Probleme gelöst zu haben. Der Mensch triumphiert nur scheinbar nach jeder Errungenschaft. Er triumphiert auch heute wieder in der so genannten Genmanipulation. Die daraus folgenden Probleme aber werden vielleicht noch viel größer sein, als alles bisher Dagewesene.

Weißes Mehl – seine krank machenden Folgen

Inzwischen schälen wir weiter Keime und Kleie ab und verfüttern sie an unser Vieh. Sie machen zwar nur weniger als 30 % des Gesamtkorns aus, enthalten aber 85 % der Vitamine, 80 % der Mineralstoffe und nahezu alle wichtigen Ballaststoffe und die wertvollsten Eiweiße. Kein Wunder, dass heute trotz überreicher Ernährung immer mehr Menschen an Vitamin- und Mineralstoffmangel leiden. Das wiederum öffnet Tür und Tor für vielerlei Krankheiten.

In der Bundesrepublik Deutschland werden jährlich 150 Millionen Euro allein für Abführmittel ausgegeben. Darmträgheit ist eine typische Krankheit, die v. a. bei den älteren Menschen zu einem sehr hohen Prozentsatz allein auf Ernährungsfehler zurückzuführen ist; nach Angaben der deutschen Gesellschaft für Ernährung leiden 30 % der Bevölkerung daran. Viele Mediziner weisen auf den Zusammenhang zwischen Darmträgheit und Allergien hin, die besonders bei Kindern so häufig vorkommen. Aber auch Pilzerkrankungen im Magen- und Darmtrakt können als typische Folge des Verzehrs von weißem Mehl und weißem Zucker angesehen werden. Beide Nahrungsmittel gelten als idealer Nährboden für die Ausbreitung von Pilzen.

Das durch den Ausmahlungsvorgang verloren gegangene Getreideöl ist zwar auch im vollen Korn nur in geringen Mengen vorhanden, doch es ist reich an lebenswichtigen ungesättigten Fettsäuren. Da es im Gegensatz zu den tierischen Fetten kein Cholesterin enthält, ist es gerade in unserer heutigen Zeit von besonderer Bedeutung in seiner Schutzfunktion gegen Herz- und Kreislauferkrankungen. Wissenschaftlichen Forschungen zufolge enthält das den Keimling schützende Häutchen auch Schutzstoffe, die dem menschlichen Körper bei der Abwehr von Krebs helfen.

Die im Getreide vorkommenden Vitamine, Mineralstoffe und Spurenelemente gehören mit zu den wichtigsten Grundbaustoffen unserer Gesundheit, die der menschliche Körper selbst nicht bilden kann. Insbesondere die im Vollkorn so reichlich enthaltenen B-Vitamine, an der Spitze das besonders wertvolle Vitamin B1. Diese Vitamine sind wichtig, um den übrigen Mehlkörper abzubauen und zu erschließen. Die Umwandlung der Kohlenhydrate in Energie geschieht unter Mithilfe dieser Vitamine. Fehlen die B-Vitamine und andere Vitalstoffe, kommt es zu Stoffwechselerkrankungen, was darauf zurückzuführen ist, dass die Kohlenhydrate nicht vollständig abgebaut werden können. Ist unser Stoffwechsel erst einmal durcheinander geraten, drohen so schwere Krankheiten wie Diabetes, Osteoporose, Fettsucht und viele andere chronische Leiden. Der Schöpfer wusste, warum er gerade dieses wichtige B-Vitamin mit in jedes Getreidekorn hineingegeben hat. Es sollte uns zum Segen dienen. Die Wissenschaft bestätigt uns heute, dass der Grund für die gute Bekömmlichkeit des Getreides für den Menschen in der sinnvollen Zusammensetzung des Korns verborgen liegt.

Ballaststoffe – kein unnötiger Ballast

Wer das Wort Ballast hört, denkt vielleicht spontan an überflüssigen Ballast, unnötige Beschwernis. In Bezug auf die Ernährung ist dies jedoch ein Irrtum. Die im Getreide enthaltenen Ballaststoffe sind für den Menschen zwar tatsächlich unverdauliche Bestandteile der pflanzlichen Zelle, aber ganz und gar nicht nur Ballast. Die Kleie als Träger der Ballaststoffe ist sogar ganz wesentlich mitverantwortlich für das Funktionieren des gesamten Verdauungstraktes. Wer Ballaststoffe als unnötigen Ballast ansieht, wird bald mehr mit sich herumschleppen, als nur diesen Ballast.

Ballaststoffe sind wertvolle pflanzliche Bestandteile unserer Nahrung, die ihren Transport durch den Darm gewährleisten. Weil sie die nötige Quell- und Trägermasse stellen, verhindern sie unnötige Gewichtszunahme. Wenn Sie sich satt essen möchten, essen Sie am besten eine Nahrung mit vielen natürlichen und unverdaulichen Ballaststoffen, so ist die Angst zuzunehmen unbegründet. Die grobe Struktur der Ballaststoffe reizt und reinigt den Darm und sorgt für verlangsamte Verdauungsvorgänge. Das wiederum ist gut für einen ausgeglichenen Blutzuckerspiegel. Ballaststoffreiche Vollkornnahrung regelt zudem den Stuhlgang und kann als das beste Mittel angesehen werden, um Darmkrebs vorzubeugen. Sie kann auch senkend auf die körpereigene Produktion von Cholesterin wirken.

Wer Vollkorn isst, nimmt auch einen ausreichenden Anteil an Kleie zu sich. Diese Kleie wurde lange

Zeit als „Abfallprodukt" bei der Vermahlung des Getreides angesehen und an das Vieh verfüttert. Heute wissen wir, dass Kleie nicht nur die Verdauung fördert, sondern auch reich an Vitalstoffen ist. In der Kleie stecken viele wertvolle Proteine, Vitamine, Vital- und Ballaststoffe des Getreidekorns in hochkonzentrierter Form. Wir verzichten auf die ernährungsphysiologisch wertvollsten Inhaltsstoffe des Getreidekorns, wenn wir Backwaren aus weißem Mehl essen, für dessen Herstellung Keim und Kleie abgetrennt worden sind. Wenn in alten Büchern davon zu lesen ist, dass Kleie zu Verstopfung führt, so ist das ganz einfach falsch. Das Gegenteil stimmt. Kleie fördert die Verdauung und hilft gegen Verstopfung. Sie ist allerdings ein Quellkörper; deshalb ist es nötig, dass dem Körper mit der Kleie auch genügend Flüssigkeit zugeführt wird.

Die uns bekannten Getreidesorten sind nicht alle gleich ballaststoffreich. Es gibt ballaststoffreichere und weniger ballaststoffreichere Sorten. Roggenmehle z. B. sind ballaststoffreicher als Weizenmehle. Doch ob viel oder wenig, wichtig ist, dass Ballaststoffe vorhanden sind, nicht wie bei den tierischen Produkten, die keine Ballaststoffe enthalten. Aus den verschiedensten Forschungen in Amerika wie auch in Deutschland wissen wir, dass im gleichen Maße, wie die Ballaststoffe in unserer

Nahrung abgenommen haben, Krankheiten wie Stuhlgangprobleme, Hämorriden, Dickdarmkrebs, Zuckerkrankheit und Herz-Kreislauferkrankungen zugenommen haben. Auch wenn in Einzelfällen der direkte kausale Zusammenhang zwischen der Ernährungsweise und diesen Krankheiten nicht nachweisbar sein mag, leiden wir an den Folgen.

Wie so oft im faszinierenden Zusammenspiel der Schöpfung und insbesondere in der menschlichen Ernährung erkennen wir vieles vom geheimnisvollen Ineinanderwirken erst in dem Moment, in dem sich die Folgen unseres willkürlichen Eingriffs zeigen. Dann erst beginnen wir nach den Ursachen zu forschen und kommen auf die tiefer liegenden Zusammenhänge. Leider ist es dann oft schon zu spät, weil die Folgeschäden bereits irreparabel geworden sind oder die Gewohnheiten bereits zu tief eingeprägt sind.

Wie in vielen anderen Bereichen, so könnte uns auch hier ein genaueres Hinhören auf Gottes Wort helfen und uns viele selbstverschuldete Leiden ersparen. Denn auch hier gilt dieses „Nicht-Sehen-und-doch-Glauben", also nicht wissen und doch daran festhalten. So können wir die Fehler vermeiden, die z. B. Menschen machen, die in irgendeinem Buch davon lesen, dass Kleie und

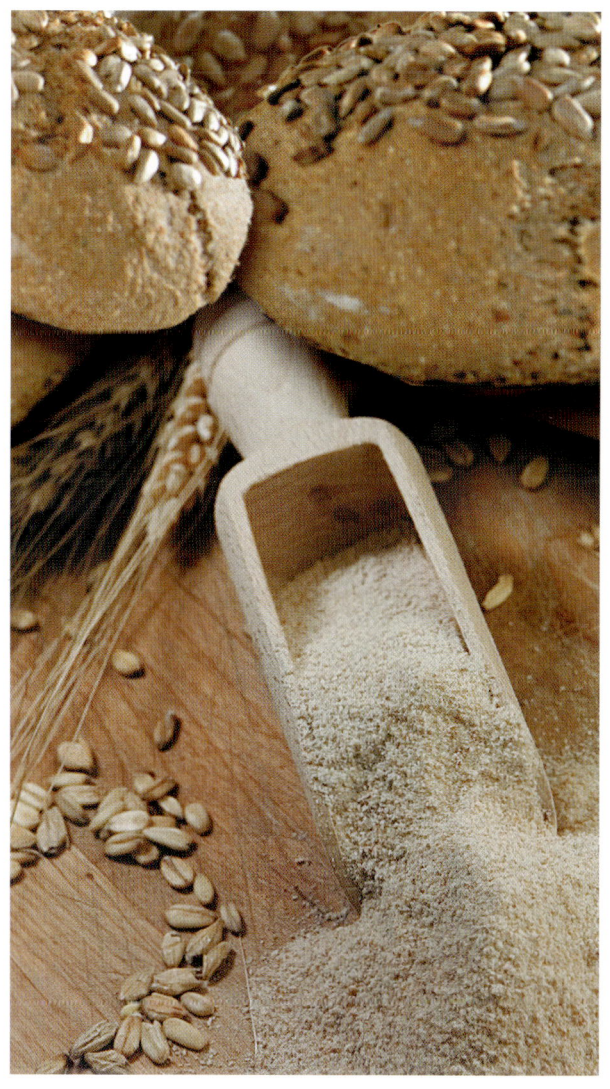

Keime gesund sind, daraufhin in den nächsten Supermarkt gehen und Getreidekeime und Kleie kaufen, bis ihr Frühstück fast nur noch aus Keimen und Kleie besteht. Auch das ist Unsinn.

Wer auf Gottes Ratschläge achtet und die Hinweise in seinem Wort ernst nimmt, fällt weder in dieses noch in ein anderes Extrem. Er wird das volle Korn essen, so wie der Schöpfer es für ihn erdacht hat und wie er es bis heute zum Segen des Menschen für Gute und Böse wachsen lässt. Wer das so praktiziert, wird dadurch persönlich Segen erfahren.

Ballaststoffe – ihre Wirkungen im menschlichen Organismus

Alle naturbelassenen pflanzlichen Produkte enthalten ausreichend Ballaststoffe. Weißes Mehl und weißer Zucker sind zwar pflanzlich, die Ballaststoffe aber wurden entfernt. Alle tierischen Produkte (z. B. Fleisch, Wurst, Schinken, Fisch, Eier, Milch, Butter, Käse, Sahne, Jogurt, usw.) enthalten keine Ballaststoffe. Ballaststoffe sind für uns zwar „unverdaulich" – d. h. sie werden nicht verwertet, sondern nur durch den Verdauungstrakt weitergeleitet – dennoch sind diese Stoffe von größter Bedeutung für unsere Verdauung.

Ballaststoffe können in Magen und Darm um etwa 80 % bis 100 % aufquellen. Dabei saugen sie die benötigte Feuchtigkeit aus den unzähligen Falten von Magen und Darm und sorgen so für eine gründliche Reinigung der Innenwände. Bleiben Nahrungsreste sitzen – eben weil die Ballaststoffe fehlen – kommt es leichter zu Entzündungen oder zu Pilzerkrankungen von Magen und Darm, die nicht selten zu weiteren schweren Krankheiten führen. Ballaststoffe helfen, Schwermetalle, Pestizide und andere Giftstoffe, aber auch Pilze und unerwünschte Keime zu binden und mit dem Stuhl nach außen zu führen.

Nahrung mit einem hohen Anteil an Fasern muss automatisch länger gekaut werden. Das fördert nicht nur eine gute Ausbildung von Kiefern und Zähnen, sondern gibt auch genügend Zeit zum Aufquellen der Ballaststoffe. Dadurch wird das Volumen von Magen und Darm ausgefüllt, so dass eine ganz natürliche Sättigung eintritt und das Hungergefühl gestillt wird. Da alle Ballaststoffe unverdaulich sind, können wir durch sie nicht zunehmen.

Wie gesagt, binden Ballaststoffe im Darm Flüssigkeit, sie quellen auf. Dadurch entsteht ein Dehnungsreiz auf die Darmwand, welcher wiederum eine beschleunigte Bewegung in Richtung Darmausgang bewirkt. An einer gereinigten Darmwand wird es auch an der benötigten Gleitmasse nicht fehlen. Damit werden Abführmittel überflüssig. Dies funktioniert allerdings nur, wenn genügend Feuchtigkeit zur Verfügung steht. Wird zu wenig getrunken, passiert genau das Gegenteil – es kommt zu Verstopfungen.

Fast bei jedem zweiten Menschen, der in Deutschland stirbt, ist eine Herz-Kreislauf-Erkrankung die Todesursache. Als Hauptrisikofaktor gilt ein dauerhaft zu hoher Cholesterinspiegel. Wenn die Herzkranzgefäße anfangen zu verkalken, führt das zunächst zu einem Engegefühl in der Brust, weil der Herzmuskel nicht mehr ausreichend durchblutet wird. Es entsteht die lebensgefährliche Angina Pectoris.

Führt die Verkalkung der Herzkranzgefäße zu einem völligen Verschluss, sterben Teile des Herzmuskels mangels Blutversorgung ab – ein lebensbedrohlicher Herzinfarkt entsteht. Wenn durch Cholesterin-bedingte Ablagerungen eine Gefäßverengung bei der Blutversorgung des Gehirns entsteht, kann es zu einem Schlaganfall kommen. Auch die Arterien in den Beinen können durch Ablagerungen so eng werden, dass es zum völligen Verschluss der Arterien kommen kann, die im schlimmsten Fall zu einer Amputation der Beine führt.

Eine ballaststoffreiche Ernährung kann diese Fehlentwicklung verhindern, so können z. B. die in Äpfeln reichlich vorhandenen Ballaststoffe, wie Pektine und Lignine, Gallensäure und Cholesterin aus der Nahrung binden. Weil der Körper aber Gallensäure für die Verdauung benötigt, muss er neue bilden. Um sie bilden zu können, holt er sich Cholesterin aus dem Blutkreislauf. So wird durch eine ballaststoffreiche Ernährung über den Umweg der Gallensäurebildung der Cholesterinspiegel gesenkt.

Die in jedem Apfel vorhandenen Pektine senken so das „schädliche" LDL (von englisch low density lipoprotein = Lipoprotein mit geringer Dichte) und erhöhen das „gute" HDL (high density lipoprotein = Lipoprotein mit hoher Dichte). Das HDL führt u. a. überschüssiges Cholesterin in die Leber zurück.

Als günstig gelten folgende Werte: LDL weniger als 150 mg/dl, HDL mehr als 50 mg/dl Blut. Beide Werte lassen sich gezielt beeinflussen, in dem man von einer ballaststoffarmen, vorwiegend tierischen Ernährung, auf eine ballaststoffreiche pflanzliche Ernährung umstellt. Dazu ist es nicht unbedingt nötig, Vegetarier zu werden. Wohl aber sollte man genau darauf achten, dass die tierischen Produkte nicht an der ersten, sondern an der letzten Stelle in unserem Speiseplan stehen.

Da Ballaststoffe in allen Pflanzen ausreichend vorhanden sind, müssen nicht zusätzlich Ballaststoffe (z. B. Kleie) gegessen werden. Ein Zuviel an Ballaststoffen kann sogar dazu führen, dass gewisse Spurenelemente wie Zink, Kalzium, Magnesium oder Eisen vermehrt ausgeschieden werden. Wenn man jedoch die Ballaststoffe einfach in Form von natürlichen Produkten wie Getreide, Obst oder Gemüse zu sich nimmt, kann das nicht passieren.

Ballaststoffe stabilisieren auch den Zuckerstoffwechsel, denn sie können den Anstieg des Blutzuckerspiegels verlangsamen und gefährliche Spitzenwerte abbauen. Eine ballaststoffreiche Nahrung bleibt länger im Magen, so dass die Kohlenhydrate langsamer und ausgeglichener ins Blut übergehen. Gewisse Enzyme verlangsamen sogar den Abbau von Kohlenhydraten, so dass sie kaum noch Einfluss auf den Blutzucker nehmen.

Sind die Ballaststoffe im Dickdarm angekommen, dienen sie dort Bakterien, die zur natürlichen und nützlichen Darmflora gehören, als Nahrung und Lebensraum. Diese Bakterien bauen z. B. den schädlichen Ammoniak zu harmlosem Stickstoff um. Dadurch werden Leber und Nieren entlastet.

Wen wundert es da noch, dass eine ausgewogene ballaststoffreiche Ernährung zur Verhinderung von Darmkrebs beiträgt. In Ländern mit ballaststoffreicher Küche kommen Darmerkrankungen, insbesondere Darmkrebs wesentlich seltener vor.

Ballaststoffe wirken nach neueren Untersuchungen auch blutdrucksenkend. Sie beugen z. B. der Magen-Übersäuerung vor: Ballaststoffmangel durch zu viel tierische Nahrung führt hingegen oft zu einer Übersäuerung des Magens mit unangenehmem Sodbrennen. Solche Menschen nehmen dann oft kein Obst, Salat oder Honig mehr zu sich, weil sie es nicht vertragen. Dadurch aber wird ihr Problem nur noch größer. Denn nicht Obst, Salate oder Honig sind die Ursache ihres Leidens, sondern der Ballaststoffmangel, der durch das Zuviel an tierischer Nahrung zustande kam.

Spelzenverpackung

Wir wissen heute, dass ursprünglich jedes einzelne Getreidekorn mehrfach mit Spelzen eingepackt war. Dadurch konnten z. B. auch Umweltschadstoffe nicht so leicht eindringen. Heute ist das leider anders. Da der Mensch mit den herkömmlichen Getreidesorten nicht zufrieden war, züchtete er sich Getreide mit immer größeren Ähren und dickeren Körnern. Dadurch konnte er zwar die Ernten erheblich steigern, allerdings nur um den Preis einer erhöhten Belastung. Wer viel Kleie isst, muss sich bewusst sein, dass er unter Umständen auch viele Schadstoffe zu sich nimmt. Denn die meisten luftbeförderten Schadstoffe befinden sich naturgemäß außen an der Kleie. Da Getreide – bedingt durch die Züchtung – heute nicht mehr wie ursprünglich in mehrfache Spelzen eingepackt ist, können Schadstoffe sich heute viel leichter an der äußeren Schicht des Korns, der Kleie, festsetzen.

Daran wird wiederum eine der Gesetzmäßigkeiten erkennbar, auf die man in der Natur immer wieder stößt. Würde der Mensch durch Auslese und Zucht nur gewinnen, hätte er den Rang eines – wenn auch kleinen – Schöpfers. Wirklich Neues aber vermag nur Gott zu schaffen. Der Mensch kann zwar die Qualität verbessern und auch die Menge steigern, aber nur um den Preis, dass Getreidekörner heute von der Entstehung bis zur Ernte der Umwelt geradezu „nackt" ausgesetzt sind. Der vom Schöpfer zum Schutz der Körner so weise geschaffene Spelz ist schon lange nicht mehr der Schutz, der er einst war. Die Körner sind Umweltschadstoffen, Krankheitskeimen, Pilzen und Schädlingen ausgeliefert.

Wie wertvoll diese schützende Spelzschicht für das Getreidekorn ist, zeigt eine Untersuchung auf Radioaktivität aus Bayern. Als nach dem schreck-

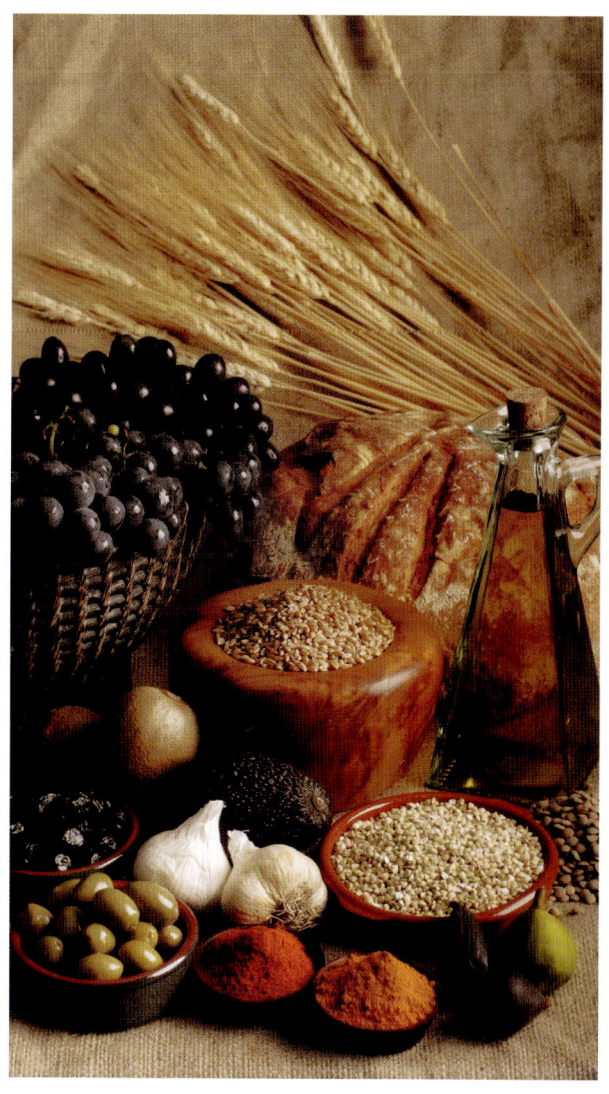

lichen Reaktorunfall in Tschernobyl im Jahr 1986 ein Teil des radioaktiven Regens in Bayern niedergegangen war, legte man den Grenzwert für radioaktiv belastetes Getreide bei 600 Becquerel/kg fest. Alles, was darüber lag, durfte nicht mehr in den Lebensmittelhandel. Viele Getreidesorten waren mit weit mehr als 600 Becquerel/kg belastet und mussten deshalb entsorgt werden.

Die Entsorgung geschah vielfach so, dass belastetes Getreide so lange mit unbelastetem vermischt wurde, bis die Belastung unter 600 Becquerel/kg lag. Bei dieser Gelegenheit wurde festgestellt, dass der als ursprüngliches Getreidekorn geltende Dinkel, der als Naturgetreide noch völlig im Spelz eingepackt ist, bei den Messungen – obwohl aus der gleichen Gegend stammend – nach der Entspelzung nur 6 bis 7 Becquerel/kg anzeigte. Die natürliche Verpackung hatte die Körner sogar gegen Radioaktivität geschützt.

Wer Gelegenheit hat, an landwirtschaftlichen Projekten in der so genannten Dritten Welt mitzuarbeiten, dem wird eine Beobachtung nicht entgehen. Wir begegnen in diesen afrikanischen Ländern immer wieder Familien mit sonderbaren Unterschieden. Der Großvater – Alter meist unbekannt – ein großer, stattlicher Mann mit aufrechtem Gang und gutem Gebiss, der nie einen

Zahnarzt oder eine Zahnbürste gekannt hat, wirkt sportlich bis ins hohe Alter. Sehen wir uns seine Nahrung an, so sind es in der Regel Mais, Reis oder Hirse, Vollkorn von fleißigen Frauenhänden auf ganz einfache Weise zwischen zwei Steinen zu Mehl gerieben, oder in einem großen Mörser gestampft.

So ernährt sich dieser Mensch auf eine ganz natürliche Art mit allen Vitalstoffen, welche die Natur ihm zur Verfügung stellt. Sobald sich dieser Afrikaner aber durch steigenden Wohlstand sein „Weißbrot" leisten kann und weißen Zucker und die daraus hergestellten billigen Süßigkeiten isst, gerät dieses offensichtlich gut funktionierende Modell der Ernährung sofort durcheinander. Plötzlich haben die Kinder dieser Naturvölker die gleichen Probleme wie die Kinder aus Europa und Amerika, müssen bereits im Vorschulalter zum Zahnarzt und zeigen auch sonst geringe Abwehrkräfte. Sind sie erwachsen geworden, zeigen sich dann die gleichen Zivilisationskrankheiten wie in Europa oder Amerika.

Als Europäer legen wir uns, wenn wir weiße Brötchen essen, in der Regel Butter, Wurst, Käse, Schinken, Fleisch, Honig oder Quark darauf. Durch die Inhaltsstoffe dieser Auflagen verhindern oder lindern wir zwar die schlimmsten

Mangelzustände, schaffen uns andererseits aber gerade dadurch wieder neue unnötige Probleme. Wir bewirken dadurch nur eine zeitweilige Verschleierung der Mangelerscheinungen aufgrund der Fehlernährung, die, wenn sie erst einmal zu Tage treten, meist schon nicht mehr gutzumachende Spuren in unserer Gesundheit hinterlassen haben.

Bei den Bewohnern der ärmsten afrikanischen Länder hingegen werden diese Mangelerscheinungen bereits früher sichtbar. Man könnte das ja auch positiv sehen, denn es bietet den Menschen die Chance, daraus zu lernen. Doch Weißbrot ist in diesen Ländern heiß begehrt. Wer sich Weißbrot, Coca-Cola und die „Chemischen Duftkugeln" leisten kann, meint schon, damit den westlich-amerikanischen Lebensstandard erreicht zu haben.

Welch eine teuflische Ironie, wenn Länder, denen das christliche Erbe zu weiten Entwicklungssprüngen verholfen hat, mit einem so fatalen Irrtum, wie ihn das Weißbrot darstellt, gleichgesetzt werden. Damit geben wir an die Kulturen der so genannten Dritten Welt weiter, was uns selbst krank macht, nur weil wir nicht mit Gewohnheiten zu brechen imstande sind, die auf einem unheilvollen Irrtum beruhen, der längst erkannt wurde.

Während Ärzte, Wissenschaftler und Ernährungsexperten auf diesen Irrtum aufmerksam machen und dagegen argumentieren, weil er ganze Völker ruiniert, sehen die Menschen der Dritten Welt unsere Ernährungsgewohnheiten und imitieren sie im Glauben, dadurch ihre Lebensqualität zu verbessern. Sie wissen es nicht besser. Wir hingegen wissen es. Doch wir können es nicht lassen, weil wir uns an diese krankmachende Lebensart bereits so gewöhnt haben. Wird hier nicht das ganze Drama menschlichen Fehlverhaltens und seiner Folgen in einer kleiner gewordenen Welt sichtbar?

Vollkorn schmeckt besser

Geschmäcker sind verschieden. Aber kauen Sie doch einmal das Weiße aus dem Inneren eines Brötchens. Nach einiger Zeit schmeckt es süßlich, weil sich die Stärke in Zucker umwandelt. Aber sonst? Jetzt tun Sie das Gleiche mit einem Stück echtem Vollkornbrot. Ist das nicht ein vielseitiger, inhaltsreicher Geschmack? Sie werden merken, dass dieser Geschmack noch intensiver wird, je gründlicher sie kauen. Hätte der Schöpfer das so viel zitierte tägliche Brot liebevoller erschaffen können als in Form eines schmackhaften Vollkornbrotes? Der Geschmack am weißen Brötchen hingegen kommt von der braunen äußeren

Kruste, in der durch die hohen Temperaturen beim Backen so gut wie alle Nährwerte zerstört worden sind.

Warum aber schmecken diese weißen Brötchen vielen Menschen so gut? Weil frische Brötchen so gut riechen. Und alles, was gut riecht, schmeckt uns auch gut, denn unsere Sinneswahrnehmungen von Geruch und Geschmack arbeiten zusammen. Vielleicht liegt es aber auch einfach an den vielen guten Dingen, die wir uns auf die Brötchen streichen oder legen. Wie auch immer. Über Geschmack lässt sich bekanntermaßen streiten. Wer jedoch seine Ernährung auf Vollkorn umstellt, wird bald merken, dass es nicht nur gesund ist, sondern auch sehr gut schmeckt.

Vollkorn sättigt besser

„Getreide", so heißt es in Sacharja, Kap. 9, Vers 17, „lässt junge Männer gedeihen". Und im 147. Psalm, Vers 14, lesen wir: „Er sättigt dich mit dem besten Weizen". Es ist klar, dass hier nur das ganze Korn, also das Vollwertgetreide gemeint sein kann. Im Brötchen, das die Mehrheit der Deutschen täglich verzehrt, ist v. a. viel Luft, und das umso mehr, je besser es dem Bäcker gelungen ist. Je größer ein solches Brötchen nämlich ist, d. h. je mehr Luft darin ist, desto besser verkauft es sich.

Machen Sie doch einmal die Probe aufs Exempel und nehmen Sie zum Beispiel ein Toastbrot. Obwohl eine typische Packung etwa 25 cm lang ist, können Sie es bequem zusammenschieben und in eine Konservendose stecken. Sie sehen, alles nur Luft, die Sie aber, wenn Sie Brot kaufen, teuer bezahlen. Richtiges Vollkornbrot hingegen ist im wahrsten Sinn des Wortes „voll Korn". Wenn es auch äußerlich viel kleiner aussehen mag, es wiegt trotzdem mehr, von den vielen unsichtbaren Inhaltsstoffen gar nicht zu reden. Vollkornbrot ist auch gut für unsere Zähne, das Zahnfleisch und die Kiefer. Es muss schließlich gründlich gekaut werden, wobei durch den natürlich angeregten Speichelfluss im Mund bereits die Erschließung der Nährstoffe beginnt. Da viele dieser Nährstoffe durch die Verdauung erschlossen werden müssen, dauert der Verdauungsvorgang bei Vollkornbrot länger. In dieser Zeit fühlt sich ein Mensch in der Regel sehr wohl, weil sein Blutzuckerspiegel ausgeglichen ist und keinen starken Schwankungen unterliegt.

Vollkorn ist natürlich

Was uns die Natur liefert, ist immer das volle Korn mit einer Fülle von lebenswichtigen Vitalstoffen, die unser Körper braucht. Deshalb sollten wir nie nur von dem ausgehen, was uns gerade schmeckt. Um gesund und vital zu bleiben, müssen wir das essen, was wir brauchen. Deshalb bedeutet „natürlich leben" auch „natürlich essen". Die Menschheit hat sich über Jahrtausende natürlich ernährt und hatte viele Gesundheitsprobleme nicht, von denen wir heute in zunehmendem Maße geplagt werden.

Es muss jedoch auch erwähnt werden, dass trotz der vielen falschen Ernährungsgewohnheiten Getreideprodukte bis heute weltweit immer noch gerne gegessen werden. Die Bezeichnung „tägliches Brot" ist berechtigt. Wir können Brot täglich essen, ohne die Lust daran zu verlieren. Allein dieser tägliche Appetit auf Brot ist ein großes Geschenk des Schöpfers. Es trifft auf keine andere Speise so zu wie auf das Brot.

Der wichtige Unterschied

Das im Handel angebotene „dunkle Brot" allerdings darf nicht verwechselt werden mit dem Vollkornbrot. Dunkle Brote sind nicht in jedem Fall Vollkornbrote. Oft gibt der Bäcker nur etwas Roggenmehl dazu und schon wird das Brot dunkler. Da selbst das Roggenmehl für einige Schwarzbrotsorten nicht dunkel genug ist, wird oft Malzmehl, d. h. ein Malzextrakt dazugemischt. Damit erhält solches Brot die vom Käufer gewünschte braune Farbe. Wer das nicht weiß, hält Schwarzbrot vielleicht für Vollkornbrot und kauft es in der Meinung, damit ein gesünderes Brot gekauft zu haben. Schwarzbrot an sich ist jedoch nicht immer identisch mit Vollkornbrot.

Dagegen sind die heute so häufig gebackenen Mehrkornbrote aus vollem Korn sehr wohl zu empfehlen. Wir finden ein schönes Beispiel für ein Sechskornbrot als Rezept sogar in der Bibel. Im Buch des Propheten Hesekiel, Kap. 4, Vers 9 lesen wir, wie Gott dem Propheten den Auftrag gibt, dem Volk Israel seine Schuld vor Augen zu führen und die Belagerung Jerusalems bildhaft darzustellen. Ein Auftrag, der ganze 390 Tage in Anspruch nehmen sollte.

Um die lange Zeit gut zu überstehen, erhält der Prophet von Gott die Anweisung zu einem ganz bestimmten Brotrezept, das wir heute als das vielleicht älteste uns bekannte Brotbackrezept bezeichnen können. Gott sagt zu Hesekiel: „Und du, nimm dir Weizen und Gerste und Bohnen und Linsen und Hirse und Spelt, und tu es in ein einziges Gefäß, und mache dir Brot daraus nach der Zahl der Tage".

Ein Sechskornbrot also, und zwar äußerst klug zusammengestellt. Nach den Erkenntnissen heutiger Ernährungswissenschaft wäre dieses Brot des

Hesekiel ein vollwertiges, gesundes Brot, wie wir es besser gar nicht machen könnten. Über 2.600 Jahre alt und doch den neuesten ernährungsphysiologischen Erkenntnissen entsprechend. Mit diesem vom Nährwert her geradezu idealen Brot konnte Hesekiel 390 Tage überleben. Was lässt sich aus heutiger Sicht dazu sagen?

Die beiden zuerst genannten Getreidesorten Weizen und Gerste liefern v. a. Vitalstoffe und Kohlenhydrate. Die für die Gesundheit nötigen Eiweiße und weiteren Vitalstoffe sind in den Hülsenfrüchten, Bohnen und Linsen. Gemeinsam mit dem Getreide enthalten diese Hülsenfrüchte auch genügend Fette und Ballaststoffe. Hinzu kommt die Hirse mit ihrem sehr hohen Anteil an Mineralstoffen. Sie gilt als eines der ältesten Naturheilmittel für Magen und Darm, dazu „Spelt", bei dem es sich sehr wahrscheinlich um Dinkel gehandelt hat, der wegen seiner guten Backfähigkeit und der vielen wertvollen Inhaltsstoffe bis heute als eine der wertvollsten Getreidesorten gilt und auch in unserer Ernährung nie fehlen sollte.

Ein biblisches Brotrezept, 600 Jahre v. Chr. erstellt und bis heute hochaktuell. Mit allen Nährstoffen, einschließlich der Vitamine und Mineralien, die man zum Leben braucht. Gleichzeitig eine biblische Bestätigung dessen, was wir auch in der

Natur überall beobachten können, denn in der Vielfalt des natürlichen Angebots liegt der wahre Segen. Wie arm und einseitig ist dagegen das, was wir aus weißem Auszugsmehl backen.

Dinkel

Wir hören heute sehr viel über Dinkel. Im Bereich der Esoterik werden ganze Bücher darüber geschrieben. Der Kult, der um den Dinkel entstanden ist, verstellt uns manchmal den Blick für den eigentlichen Wert dieses Urgetreides. Tatsächlich zählt Dinkel, auch Spelzgetreide oder Schwabenkorn genannt, zu den wenigen Urgetreidearten, die uns heute noch erhalten sind.

Im 2. Buch Mose, Kap. 9, Vers 32 wie auch im Buch des Propheten Hesekiel, Kap. 4, Vers 9 lesen wir vom Spelzgetreide, von dem wir annehmen, dass es unser heutiger Dinkel ist. Dinkel kannten aber auch schon die alten Ägypter, Römer und andere Kulturvölker.

Der römische Schriftsteller Plinius bezeichnete Dinkel im ersten Jahrhundert n. Chr. in seinen naturkundlichen Schriften als das beste Getreide. Wie wir aus der Geschichte wissen, wurde in Deutschland bereits in der Jungsteinzeit, 3.000 Jahre v. Chr., Dinkel angebaut. Bis ins 19. Jahrhundert galt Dinkel als die wichtigste Getreideart im Land. Viele Ortsnamen verweisen noch heute auf die einst große Bedeutung des Dinkels, wie zum Beispiel die Ortsnamen „Dinkelsbühl", „Dinkelhausen", „Dinkelrohde", „Dinkelscherben"; ebenso Hausnamen wie „Dinkelmann" und „Dinkelacker".

In ihren Schriften hat Hildegard von Bingen (1098 – 1179) die Heilwirkung des Dinkels beschrieben. Sie spricht darin vom Dinkel als dem besten Getreide, „fettig und kraftvoll und leichter verträglich als alle anderen Körner. Es verschafft dem, der es isst, ein rechtes Fleisch und bereitet ihm ein gutes Blut. Die Seele des Menschen macht es froh und voll Heiterkeit. Wie immer man es isst, als Brot oder sonst wie als Speise, es ist gut verdaulich. Wenn einer so krank ist, dass er vor Schwäche nichts mehr essen kann, dann soll man die ganzen Dinkelkörner nehmen und sie in Wasser kochen und das dem Kranken zu essen geben. Es heilt ihn von innen heraus wie eine gute heilkräftige Salbe."

Dinkel ist aber auch aus heutiger ernährungsphysiologischer Sicht sehr wertvoll, v. a. wegen seines eiweißreichen Mehls und dem hohen Klebergehalt. Es enthält mehr Vitalstoffe als alle anderen Getreidearten und wird auch bereits wieder vermehrt angebaut. Experten sprechen von einem „Gesundheitsgetreide", das täglich in irgendeiner Form gegessen werden sollte. Dinkelbrote sind sehr zu empfehlen. Auch wenn das Dinkelmehl in vielen Bäckereien nicht so beliebt ist, weil es sich wegen seines hohen Kleberanteils nur sehr bedingt maschinell verarbeiten lässt, so sollte Dinkel im Haushalt doch noch viel mehr eingesetzt werden, als das bisher der Fall ist, v. a. als Nahrung für Kinder und ältere Menschen.

Grünkern

Was wir im Handel als Grünkern kaufen, ist nichts anderes als unreif geernteter Dinkel. Die Körner sind zur Erntezeit noch grün, daher der Name Grünkern. Zur Verwendung als Grünkern werden die noch unreifen Dinkelähren nach der Ernte getrocknet. So erhalten sie ihr herzhaft würziges Aroma.

Die Gewinnung von Grünkern war eigentlich aus der Not geboren. In vielen Gegenden Deutschlands wurde der Dinkel in ungünstigen Jahren nicht reif. Deshalb waren die Menschen gezwungen, aus der Not eine Tugend zu machen und ernteten Dinkel als Grünkern. Heute profitieren wir davon. Grünkern gilt nämlich zu Recht als ganz besondere Nahrung, die in Zukunft eine noch größere Bedeutung erhalten könnte – v. a. bei Menschen die auf eine gesundheitsbewusste Ernährung Wert legen. Der Handel bietet Dinkel und Grünkern – wie die meisten Getreidearten – als ganze Körner, als Schrot oder als Mehl an.

Buchweizen

Buchweizen gehört botanisch gesehen eigentlich gar nicht zu den Getreidearten, sondern zu den Knöterichgewächsen, wie Rhabarber und Sauerampfer. Da jedoch die Samenkörner des Buchweizens in ihrer Zusammensetzung den Getreidekörnern gleichen, und im Haushalt ähnlich verwendet werden, hat sich der Name Buch-„weizen" durchgesetzt. „Buch-"weizen deshalb, weil die kleinen braunen bis silbergrauen dreikantigen Samenkörner wie kleine Bucheckern aussehen.

Die Pflanze ist etwa 40 bis 60 cm hoch, hat herzförmige grüne Blätter mit kleinen blassrosa scheinenden Blüten. In Deutschland wird Buchweizen nur selten angebaut. Hauptanbaugebiete sind Polen, Frankreich, China, Japan und Amerika. Nach der Ernte wird der grünlich-braune Kern maschinell von der harten braunen Fruchtschale befreit.

Die Kerne lassen sich – ähnlich wie Grünkern – in der Küche sehr vielseitig verwenden. Man kann sie unter Rohkostsalate mischen, in der Pfanne rösten oder zu Mehl mahlen und daraus die bekannten Buchweizenpfannkuchen oder Buchweizenkuchen backen. Der Handel bietet Buchweizen als geschältes Korn, Grütze, Flocken und als Mehl an.

Auf Vollkorn umstellen – aber wie?

Wer über viele Jahre nur Weißmehlprodukte gegessen hat und sich jetzt auf die wertvollen Vollkornprodukte umstellen möchte, sollte dies vorsichtig und in kleinen Schritten tun. Wenn Sie bisher fast ausschließlich Weißmehlprodukte gegessen haben, ist Ihr Körper es nicht gewohnt, Vollkorn zu verdauen und auch gar nicht darauf eingestellt. Eine radikale Umstellung, besonders im Alter, würde nur dazu führen, dass Ihnen das Vollkorn schwer im Magen liegt. Wenn wir dagegen unsere Essgewohnheiten in kleinen Schritten nach und nach umstellen, stellt sich unser Körper darauf ein.

Von Natur aus ist unser Körper nämlich auf Vollkorn eingestellt und nicht auf weißes Mehl. Doch der ursprüngliche Zustand muss jetzt erst wieder langsam zurückgewonnen werden. Hinzu kommt, dass wir als Menschen – wie alles in der Schöpfung – sehr verschieden sind. Was beim einen sehr schnell und ganz ohne Probleme vor sich geht, kann bei einem anderen einige Zeit in Anspruch nehmen. Wer aber standhaft dabei bleibt, der wird nach einigen Monaten selbst merken, wie er sich langsam immer besser fühlt.

Womit soll ich beginnen?

„Müsli" ist seit Jahren bekannt und wird im Handel von den verschiedensten Herstellern angeboten. Müsli gibt es mit getrockneten Früchten, Crispies, Flocken und sogar Schokolade. Alle diese Müslisorten erhalten wir heute praktisch in jedem Supermarkt. Weit weniger erfreulich daran ist, dass fast alle Müslisorten auch weißen Zucker enthalten, der viele der Vorteile eines gesunden Müslis gleich wieder zerstört.

Um Zucker abzubauen, bedarf es nämlich der B-Vitamine. Deshalb gilt Zucker auch als Vitamin-B-Räuber. Gerade dieses Vitamin B ist aber sehr wichtig für uns. B-Vitamine braucht es, um die Kohlenhydrate im Getreidekorn abzubauen und in Energie umzusetzen. Woher aber sollen die B-Vitamine kommen, wenn der Zucker sie verbraucht? Gekaufte Müslis enthalten in der Regel nur Trockenobst. Das ist verständlich. Frisches Obst ist dem Trockenobst aber wegen seines reichen Gehalts an Vitaminen immer vorzuziehen.

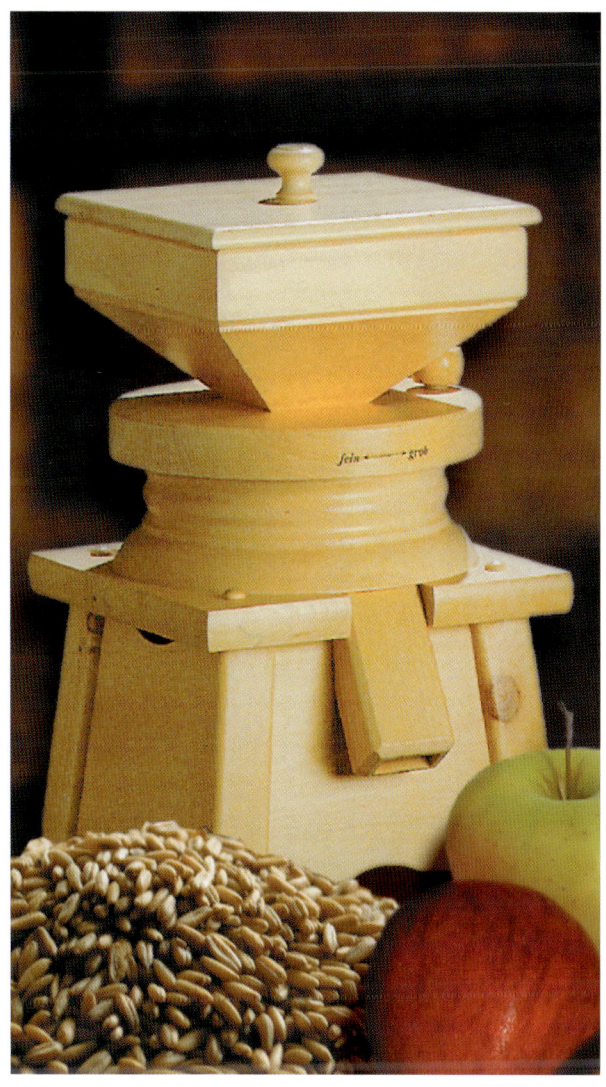

Am besten ist es, wenn Sie sich so ein Müsli nach Ihrem Geschmack selbst zusammenstellen. Müslis schmecken hervorragend und sind auch für Schulkinder bestens geeignet. Nehmen Sie für Ihr hausgemachtes Müsli zum Beispiel Hafer, Weizen oder Dinkel, die eignen sich besonders. Weizen- und Dinkelkörner lassen sich z. B. auch sehr gut als gequollene ganze Körner zubereiten und ins Müsli rühren. Legen Sie die trockenen Körner einfach in etwas warmes Wasser und stellen Sie sie über Nacht auf die Heizung. Dabei quellen die Körner und lassen sich leichter verdauen.

Wer die Körner nicht jeden Tag ansetzen möchte, kann sie auch in den Kühlschrank stellen. Gequollene Körner lassen sich gut im Kühlschrank einige Tage aufbewahren. Die aufgeweichten Körner im Müsli sind gut für die Zähne und regen auch die Verdauung an.

Kindern macht es oft Spaß, Müsli zu essen. Intensives Kauen allerdings sollte nicht vergessen werden. Es gibt dem Körper Zeit, sich von hungrig auf satt umzustellen. Probieren Sie es. Sie werden sehen, es schmeckt. Schimpfworte wie „Körnerfresser" hin oder her, wer in der Früh sein Müsli isst, handelt richtig. Es ist schöpfungsgemäße Nahrung und somit besser als vieles, was wir heute auf unsere Frühstückstische stellen.

Frischkornbrei

Wem das eingeweichte ganze Korn zu viel auf einmal ist, probiert es mit Frischkornbrei. Das hat z. B. den Vorteil, dass die Vitamine erhalten bleiben, die im Backvorgang durch die Hitze zerstört werden. Nehmen Sie dazu Weizen, Dinkel oder geschälten Hafer, dann mahlen Sie die Körner grob und legen sie über Nacht in warmes Wasser. Das ist – gesundheitlich gesehen – sehr zu empfehlen und bietet viele Kombinationsmöglichkeiten mit Obst, Milch, Jogurt und Honig. Achten Sie aber immer darauf, dass Essen Spaß machen soll, v. a. auch den Kindern. Was mit echter Freude gegessen wird, bekommt uns auch gut. Wir vergessen viel zu oft, dass wir nicht nur einen Körper, sondern auch eine Seele haben, die es zu pflegen gilt. Freude ist Nahrung für die Seele, die wir alle immer wieder brauchen.

Einer geschickten Frau wird es nicht schwer fallen, Müsli oder Frischkornbrei so herzurichten, dass sie von allen begeistert gegessen werden. Sie können zu den Körnern oder dem Frischkornbrei Jogurt, Quark, Dickmilch oder einfach nur frische Milch dazu reichen und alles zusammen mit naturbelassenem Bienenhonig süßen. Wer das macht, hat sein Frühstück gut gewählt. Getreide, Milch und Honig passen sehr gut zusammen. Auch frisches

Obst, der Jahreszeit angepasst, ist zu empfehlen und sollte in so einem Müsli nie fehlen.

Im Winter kann es auch Trockenobst mit verschiedenen Nüssen, Sonnenblumenkernen, Leinsamen oder Kürbiskernen sein. Sie können das alles je nach Geschmack zusammenstellen. Probieren Sie es, nutzen Sie die vielen Möglichkeiten. Gottes Schöpfung ist so reich an Angeboten. Sie werden sehen, je vielseitiger Sie sich ernähren, desto besser werden Sie sich fühlen.

Das selbst gebackene Brot

Wer sein Brot wieder selbst zu backen beginnt, für den ist das oft wie eine Krönung seiner Umstellung auf Vollkornprodukte. Probieren Sie es, Sie werden sehen, auch das ist sehr einfach. Am besten, Sie probieren es zuerst mit Sauerteig. Sauerteigbrote sind sehr bekömmlich und geschmackvoll und sollten den Hefebroten vorgezogen werden. Die auf dem Nährboden von Roggenmehl arbeitenden Mikroorganismen bauen die Inhaltsstoffe des Getreides so um, dass sie vom Menschen sehr viel besser aufgenommen und verarbeitet werden können. Sauerteigbrote trocknen nicht so schnell aus und bleiben länger schmackhaft. Sie verschimmeln auch nicht so leicht. Schimmelpilze mögen den Nährboden des Roggenmehl-Sauerteigs nämlich nicht.

Anstelle von Roggen können Sie auch Weizen verwenden. Weizen hat wegen seines hohen Gehalts an bindigem Kleber die beste Backfähigkeit. Aus seinem Mehl lässt sich ein lockeres, feinporiges Brot herstellen. Die Klebergüte kann je nach Weizensorte unterschiedlich sein und auch an Menge von Ernte zu Ernte verschieden, weil sie abhängig ist von äußeren Umwelteinflüssen wie Klima, Boden, Düngung und Standort des Weizens.

Auf dem Land war der Backtag früher vielerorts fast wie ein kleines Fest, an dem die ganze Familie beteiligt war. Wenn der Vater abends von der Arbeit heimkam, war das ganze Haus erfüllt von dem Duft des frisch gebackenen Brotes, den keiner so schnell vergisst, der das je erlebt hat. Aber auch, wer in einer der Großstädte wohnt und keine solchen Traditionen kennt, kann sich „sein Brot" selbst backen.

Wenn Sie Ihr Brot selbst backen, müssen Sie das längst nicht jeden Tag tun. Selbst gebackenes Brot lässt sich einen Tag nach dem Backen sehr gut in Scheiben schneiden und einfrieren. Dann tauen Sie jeden Tag so viele Schnitten auf, wie Sie brauchen. Wenn Sie einen großen Haushalt haben, können Sie auch ganze Brote einfrieren. Der Kühlschrank eignet sich zwar nicht so gut zum Lagern von Brot, einfrieren lässt sich Brot jedoch sehr gut. Wer kein Gefrierfach hat, kann sein Brot auch gut in einem kühlen Steintopf aufbewahren. Dann allerdings nur für eine kürzere Zeit.

Probieren Sie es! Und nehmen Sie, wenn Sie zu Ihrem nächsten Besuch eingeladen sind, mal selbst gebackenes Brot mit. Sie werden sehen, Brot eignet sich auch sehr gut als Geschenk für Freunde, Nachbarn und Verwandte, denn es ist ein sehr persönliches Geschenk.

Die eigene Getreidemühle

Wer begonnen hat, sein Brot selbst zu backen, wird früher oder später darüber nachdenken, ob er sich nicht auch eine Mühle kaufen soll. Vielen Frauen, die bereits eine solche Mühle haben, wurde sie von ihrem Ehemann als Dankeschön für ihre Mühe zum Geschenk gemacht, nachdem sie auf Vollkorn umgestellt hatten. Schon heute gibt es immer mehr Frauen, die Freude haben am Selberbacken und stolz sind auf ihre eigene Getreidemühle. Es muss nicht einmal eine teure, große Tischmühle sein. Oft reicht schon ein Mahlaufsatz auf einer Küchenmaschine aus. Der Markt bietet eine reichhaltige Auswahl an Mühlen, von der kleinen Handgetreidemühle bis hin zu den großen elektrischen Mühlen mit Massivholzverkleidung, die auch sehr dekorativ sind. Auf eines allerdings sollte man beim Kauf einer Mühle immer achten:

Eine Mühle sollte so beschaffen sein, dass das Mehl beim Mahlen nicht zu heiß wird. Heiß gewordenes Mehl verliert nicht nur einen Teil der Vitamine, es verliert zum Teil auch seine Backfähigkeit. Wenn diese nicht mehr gegeben ist, bröckelt das Brot leicht auseinander und lässt sich dann auch nicht mehr so gut in Scheiben schneiden. Etwas Wärme entsteht bei jedem Mahlvorgang, das schadet dem Mehl auch nicht, es darf nur nicht zu warm werden. Deshalb sollten Sie beim Kauf einer Mühle immer darauf achten, dass Sie eine Mühle kaufen, deren Durchlauf sich regulieren lässt. Das ermöglicht Ihnen ein langsameres Mahlen, wodurch weniger Wärme entsteht.

Mehl, das für gewisse Gebäckarten zu grob ist, können Sie auch ein zweites Mal durch die Mühle laufen lassen, oder solches Mehl auch mit einem Sieb aussieben und die groben Teile im Müsli, in der Suppe oder für Frikadellen verwenden, das feine Mehl hingegen für Feingebäck wie Weihnachtskekse oder dergleichen. Viele Mühlen ermöglichen Ihnen auch, verschiedene Stufen einzustellen. Sie können dann mit der größten Stufe beginnen und die Mühle stufenweise feiner stellen, bis das Mehl fein genug ist.

Wer sein Mehl selbst mahlt, weiß jedenfalls genau, was er hat. Kaufen Sie Mehl im Handel, wissen Sie nie, wie lange das Mehl schon gelagert wurde.

Außerdem müssen Sie damit rechnen, dass fast alle Großmühlen ihrem Mehl irgendwelche chemischen Zusatzstoffe wie Binde- und Quell- oder Schimmelbekämpfungsmittel zusetzen, um die Mehle backfähiger und haltbarer zu machen. Wer hingegen seine eigene Mühle hat, kann auf alle diese Zusätze leicht verzichten. Sein Mehl ist immer frisch und bedarf keiner Vor- oder Nachbehandlung.

Mutterkorn und Kornschädlinge

Wer sein Mehl selbst mahlen möchte, sollte sorgfältig darauf achten, dass kein „Mutterkorn" mit in die Mühle kommt. Es handelt sich beim Mutterkorn um eine Pilzerkrankung, für die insbesondere der Roggen sehr anfällig ist. Leider nimmt diese Getreide-Erkrankung heute wieder zu, da man in der biologischen Landwirtschaft auf Saatgutbeizung und chemische Spritzmittel verzichtet.

Mutterkorn ist für den Menschen giftig – aber keine Panik. Das oft mehrere Zentimeter große, schwarz gefärbte Mutterkorn ist leicht zu erkennen und wird normalerweise schon in den Reinigungsanlagen der Kornhäuser herausgesiebt. Es kann aber vorkommen, dass einige Mutterkörner durch den Mähdrescher in Stücke zerbrechen. Wenn diese zerbrochenen Mutterkörner die gleiche Größe und das gleiche Gewicht aufweisen wie die gesunden Körner, kann es passieren, dass sich trotz sorgfältiger maschineller Reinigung einige Mutterkorn-Bruchstücke noch in dem gereinigten Getreide befinden. Auf diese schwarzen Mutterkornstücke – die Bruchstelle ist weiß – müssen Sie achten. Sie sollten daher das Getreide vor dem Mahlen immer sorgfältig kontrollieren und eventuelle Mutterkornreste mit der Hand auslesen.

Ein weiteres Problem stellen die Getreideschädlinge dar. Das Wort „Getreideschädling" oder „Vorratsschädling" entspringt einer subjektiven Betrachtungsweise des Menschen. Schädlinge haben im gesamten Ökosystem durchaus ihre Berechtigung und erweisen sich oft sogar als Nützlinge. In unserem Getreide- und Mehlvorrat sollten jedoch keine solchen Schädlinge sein; die Bezeichnung „Schädling" ist daher berechtigt.

Maden im Müsli, Milben im Mehl, Käfer im Korn; der Schaden im Vorratslager ist äußerst unangenehm. Er ist jedoch auch leicht zu verhindern. Wiederum haben Sie mit kleinen Mengen von Korn im Glas die weitaus geringeren Probleme als landwirtschaftliche Betriebe oder industrielle Großlager. Die Hauptschädlinge für diese Betriebe sind v. a. Mäuse und Ratten. Für Sie kann jedoch höchstens der Kornkäfer oder die Mehlmotte zum Problem werden.

Kornkäfer

Der Kornkäfer ist ein flugunfähiger, hell- bis schwarzbrauner, etwa 4 – 5 mm großer Rüsselkäfer. Mit seinem Rüssel bohrt das Weibchen die Getreidekörner an, in die es je ein Ei legt. Aus den Eiern schlüpfen dann etwa 2,5 mm lange, weißliche Maden ohne Beine, die sich bald darauf gierig vom Inneren des Getreidekorns ernähren. Ein Kornkäferpaar kann sich in 2 – 3 Generationen auf bis zu 4.000 Käfern im Jahr vermehren. Jede Art von Getreide kann von ihnen befallen werden. V. a. Getreide, das in Papier- oder Plastiktüten aufbewahrt wird, ist gefährdet. Das befallene Getreide ist dann entsprechend durchlöchert, innen hohl und staubig. Sensible Menschen können darauf allergisch reagieren. Deshalb sollte das befallene Getreide restlos vernichtet und das Lager anschließend gut gesäubert werden, denn der kleine Kornkäfer hält sich sehr gern in Holzritzen versteckt.

Mehlmotte

Bei der Mehlmotte handelt es sich um einen kleinen Falter, eine so genannte Motte, die gern in der Dämmerung fliegt. Ihre Flügel haben eine Spannweite von bis zu 20 mm. Die Vorderflügel sind grau mit schwarzen Zeichnungen, die Hinterflügel hell. Ältere Falter, die ihre Schuppen verloren haben, sehen oft hell bis bräunlich aus.

Die weiblichen Falter legen in Einzelfällen bis zu 400 Eier in der Nähe des Mehls, aus denen nach 1 – 2 Wochen die gefräßigen Larven schlüpfen, die dann den eigentlichen Schaden anrichten. Die Mehlmotte geht an alle Getreidearten, egal ob Körner, Schrot oder Mehl. Selbst Trockenfrüchte, Kakao oder Schokolade verachtet sie nicht. Befallenes Getreide lässt sich leicht an den vielen Spinnfäden erkennen. Man findet sie kreuz und quer im Getreide. Die angefressenen Körner wie auch das Mehl sind durch viele dünne Fäden miteinander versponnen.

Was für die „Naturkostbranche" in den letzten Jahren zu einer wahren Plage geworden ist, braucht uns aber nicht zu schrecken. Es reicht, dass Sie Ihr Korn, Schrot oder Mehl in geschlossenen Gefäßen aufbewahren. Am besten in den schönen, runden „Vorratsgläsern" mit gut verschließbaren Deckeln. Das ist der beste Schutz gegen diese Getreideschädlinge, sieht zudem gut aus und gibt die Möglichkeit, jederzeit zu wissen, wie viel Vorrat noch vorhanden ist.

Frisch geerntetes Getreide allerdings dürfen Sie nicht sofort in diese geschlossenen Gefäße geben. Es muss zuerst ausdünsten, sonst wird es muffig.

Doch sobald das geschehen ist – und das wird beim Kauf von Getreide in der Regel der Fall sein – können Sie Ihr Getreide und Mehl in solchen Gläsern trocken, kühl und dunkel aufbewahren. Dazu noch ein kleiner Hinweis. Wenn Sie Ihr Getreide direkt beim Bauern kaufen, bekommen Sie es billiger. Achten Sie aber darauf, dass die Menge nie so groß ist, dass sie über die nächste Ernte hinaus reicht. Die Gefahr durch Schädlinge ist nämlich in den Sommermonaten besonders groß.

Nicht mehr die Ersten

Vielleicht sind auch Sie jetzt auf den „Geschmack" gekommen und haben sich entschlossen, in Zukunft beim Einkauf ganz bewusst auf Vollkornprodukte zu achten. Gut so. Schließlich bieten immer mehr Bäckereien und Mühlen Vollkornprodukte an, oft sogar in großer Auswahl. Auch Bauernmärkte haben sich vielfach schon auf biologisch angebaute Vollkornprodukte spezialisiert. Von Brötchen über Kuchen bis hin zu den verschiedensten Brot- und Nudelsorten ist alles auch als Vollkornprodukte zu haben.

Wer von Ihnen genau rechnet, wird auch bald feststellen, dass Vollkorn, obwohl im Einkauf vielleicht teurer, letztendlich sogar billiger ist. Sie können diese einfache Rechnung selbst einmal machen, und Sie werden sehen, dass Vollkornbrote wie auch die verschiedensten Vollkornprodukte im Endeffekt tatsächlich die Haushaltskasse entlasten. Das mag mit ein Grund dafür sein, dass in den letzten Jahren immer mehr Hausfrauen wieder die Freude am Selberbacken entdeckt haben und mit Erfolg selbst neue Vollkornrezepte entwickeln. Es gibt zudem inzwischen eine ganze Fülle von originellen Rezepten[1] mit den verschiedensten Zutaten wie Sonnenblumenkernen, Kümmel, Fenchel, Sesam oder Leinsamen.

Andere wiederum verstehen es meisterhaft, mit Sauerteig und Hefe umzugehen. Sie rühren geriebene Kartoffel und Quark unter einen Brotteig oder streuen die verschiedensten Trockenfrüchte darunter, was für weitere Abwechslung sorgt.

Jetzt liegt's an Ihnen. Die Alternative zu Weißbrot, übermäßigem Fleischverzehr und allzu viel Fett kennen Sie. Wenn Sie zugreifen und Ihre Ernährung umzustellen beginnen, werden Sie zwar nicht mehr die Ersten sein, aber Sie werden bei denen mit Zukunft sein – für Sie und Ihre Kinder.

---

1) siehe Vollkornbäckerei, zusammengestellt von Hilde Kring. Sammelordner, ERF Verlag Südtirol

Die Reihe Gesund & fit

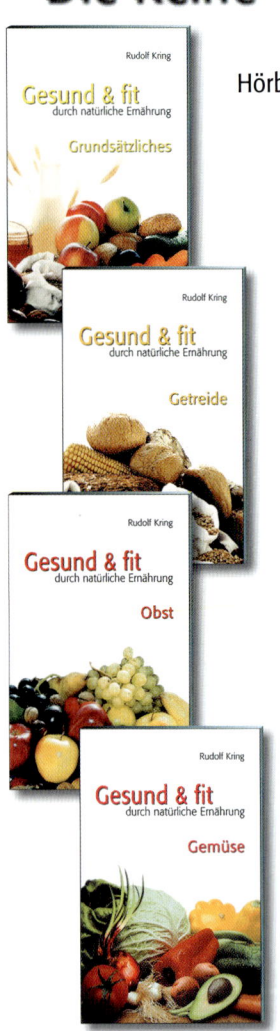

jeweils als Buch sowie als
Hörbuch auf CD oder MC erhältlich

Grundsätzliches

- CD Best.-Nr.: 50.731
  ISBN: 978-3-501-50731-5
- MC Best.-Nr.: 312.011.291
  ISBN: 978-88-88259-47-5
- BUCH Best.-Nr.: 07.161
  ISBN: 978-3-501-07161-8

Getreide

- CD Best.-Nr.: 50.732
  ISBN: 978-3-501-50732-2
- MC Best.-Nr.: 312.011.292
  ISBN: 978-88-88259-19-2
- BUCH Best.-Nr.: 07.162
  ISBN: 978-3-501-07162-5

Obst

- CD Best.-Nr.: 50.733
  ISBN: 978-3-501-50733-9
- MC Best.-Nr.: 312.011.293
  ISBN: 978-88-88259-20-8
- BUCH Best.-Nr.: 07.163
  ISBN: 978-3-501-07163-2

Gemüse

- CD Best.-Nr.: 50.734
  ISBN: 978-3-501-50734-6
- MC Best.-Nr.: 312.011.294
  ISBN: 978-88-88259-24-6
- BUCH Best.-Nr.: 07.164
  ISBN: 978-3-501-07164-9

Fleisch

  2 CD Best.-Nr.: 50.735
ISBN: 978-3-501-50735-3

  MC Best.-Nr.: 312.018.081
ISBN: 978-88-88259-46-8

📖 BUCH Best.-Nr.: 07.165
ISBN: 978-3-501-07165-6

Milch

  2 CD Best.-Nr.: 50.736
ISBN: 978-3-501-50736-0

  2 MC Best.-Nr.: 312.018.082
ISBN: 978-88-88259-47-5

  BUCH Best.-Nr.: 07.166
ISBN: 978-3-501-07166-3

Honig

  2 CD Best.-Nr.: 50.737
ISBN: 978-3-501-50737-7

  2 MC Best.-Nr.: 312.018.083
ISBN: 978-88-88259-48-2

  BUCH Best.-Nr.: 07.167
ISBN: 978-3-501-07167-0

Leben ist mehr

  2 CD Best.-Nr.: 50.738
ISBN: 978-3-501-50738-4

  2 MC Best.-Nr.: 312.018.084
ISBN: 978-88-88259-49-9

  BUCH Best.-Nr.: 07.168
ISBN: 978-3-501-07168-7

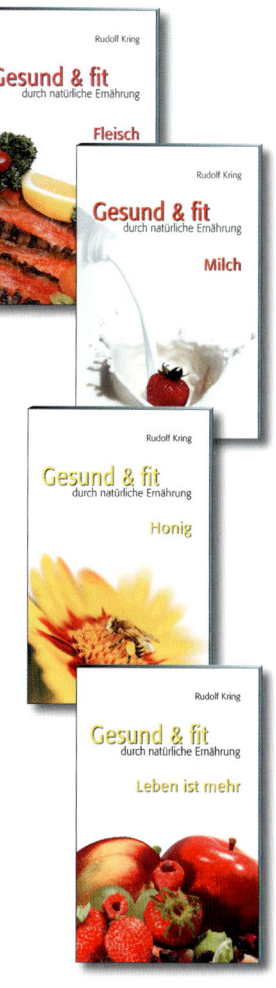

Zu beziehen bei:

ERF Verlag Südtirol
Tel. +39 - 0473 - 22 24 88
E-mail info@erf-verlag.com
Internet www.erf-verlag.com

Johannis-Verlag
Tel. +49 - 7821 - 58178
E-mail info@johannis-verlag.de
Internet www.johannis-verlag.de

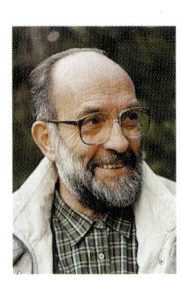

Der Autor

Rudolf Kring, geboren 1937 in Siegen, gefragter Referent zu natürlicher Ernährung, biblischer Gesundheitslehre und schöpfungsgemäßem Lebensstil.